Smoothies
la bible

Fern Green

Smoothies

DÉTOXIFIANTS ET PURIFICATEURS

la bible

MARABOUT

SOMMAIRE

INTRODUCTION

Prendre soin de son corps

Vous avez besoin d'un petit coup de fouet… Votre peau vous semble terne… Voici le livre sur les smoothies et les jus purifiants et nutritifs que vous attendiez !

Aujourd'hui, nous savons de mieux en mieux comment contrôler les maladies et le processus du vieillissement. Nous sommes conscients qu'il est important dc prendre soin de notre corps et nous savons à quel point il peut être bénéfique de bien manger. Une alimentation saine influe sur notre niveau d'énergie, elle permet de se sentir bien dans son corps et d'avoir une vision plus positive de la vie en général.

Cet ouvrage présente une délicieuse façon de vous débarrasser de vos toxines, votre manque d'énergie, vos maux de tête, vos problèmes de poids, vos insomnies, vos allergies, vos changements d'humeur ou votre incapacité à vous concentrer. En dégustant ces smoothies, véritables concentrés d'aliments nutritifs, vous donnerez à votre corps le grand coup de pouce qu'il attendait.

Parce que nous entendons souvent que la cuisson des aliments peut détruire les bons enzymes et altérer les nutriments, nous sommes à la recherche de moyens simples et rapides pour manger cru.

Les jus et les smoothies sont une excellente manière de consommer de nombreux fruits et légumes. Prenez une poignée de feuilles d'épinard, ajoutez une ou deux pommes, passez-les au blender ou à l'extracteur de jus et le tour est joué : vous obtenez une boisson verte originale et très nutritive. Si vous optiez pour une salade d'épinard, il faudrait en manger beaucoup pour ingérer autant de vitamines et de minéraux que ceux contenus dans votre jus ou votre smoothie.

Vous trouverez dans ce livre des astuces utiles et des idées de recettes géniales qui risquent de vous rendre rapidement accro. Que vous souhaitiez perdre du poids, lutter contre la fatigue, combattre la maladie ou tout simplement être en meilleure santé, intégrez-les dans votre régime alimentaire et vous apprécierez leurs effets bénéfiques.

Jus ou smoothie ?

Optez pour l'un ou pour l'autre selon vos goûts. Préparés à base d'ingrédients crus, ils sont tout aussi nutritifs et bénéfiques pour la santé. La préparation de smoothies nécessite l'emploi d'un blender, tandis que vous aurez besoin d'un extracteur pour obtenir des jus (voir nos conseils sur le matériel page 21).

Pour réaliser un délicieux jus bourré de vitamines et de minéraux, il suffit de passer les fruits et légumes à l'extracteur. Sous forme de jus, les nutriments pénétreront dans votre sang en quelques minutes et vous ferez ainsi le plein d'énergie. C'est la manière la plus rapide de consommer des fruits et des légumes sains pour votre corps. En effet, l'extracteur sépare le jus des fibres qui vont rester dans le réservoir à pulpe (qu'il vaut mieux vider et nettoyer immédiatement). Les fibres ralentissent l'absorption des nutriments qui sont libérés plus lentement dans votre système.

Lors de la préparation de smoothies, la pulpe est mixée dans un blender et vous obtenez une boisson épaisse. Pour que votre smoothie soit plus facile à digérer, vous pouvez ajuster sa consistance à votre convenance en y ajoutant de l'eau. Les smoothies contiennent des fibres issues des fruits et des légumes ; elles nettoient l'appareil digestif et le colon, aidant ainsi le corps à éliminer les déchets. Il est préférable de ne pas boire les smoothies trop rapidement mais plutôt de les siroter pour ne pas avoir le ventre gonflé.

Boire un jus et un smoothie par jour peut faire des miracles sur votre corps ; essayez et vous verrez !

Ingrédients verts

Vous aurez peut-être un peu de mal au départ pour vous habituer à l'association des fruits et des légumes verts, et serez sans doute tenté d'ajouter des fruits pour obtenir un goût plus sucré. N'hésitez pas à en intégrer dans vos jus et smoothies jusqu'à ce que leur goût vous plaise.

Pensez à diversifier les fruits et légumes que vous utilisez dans vos smoothies et vos jus ; la variété est l'élément clé pour apporter à votre organisme tous les nutriments dont il a besoin. Et cela permet aussi de garder vos papilles en éveil !

LE SMOOTHIE, UN ATOUT POUR VOTRE SANTÉ

Une digestion facile

Mixer les ingrédients végétaux
(fruits, légumes, noix et graines),
aide à décomposer leurs cellules
et les rend donc plus digestes.

Un apport en antioxydants

Les fruits et légumes sont riches en
antioxydants et en phytonutriments
qui font un corps en pleine
santé, parfaitement armé contre
les maladies.

Un vrai coup de fouet

Les smoothies regorgent de vitamines
et minéraux absorbés rapidement
par l'organisme et qui lui donnent
un coup de fouet en cas de baisse
de régime.

Un esprit clair

Une alimentation plus saine
est synonyme d'un esprit plus clair
et d'une meilleure concentration.

Une peau éclatante

Les smoothies sont riches en fibres
contribuant à drainer les toxines et
à désengorger la peau, avec un teint
rayonnant à la clé.

Un apport en minéraux

Le calcium, le magnésium et le
phosphore des fruits et légumes
gardent les os en bonne santé.

SIMPLIFIEZ VOS PRÉPARATIONS !

Quelques astuces avant de vous lancer :

• Pour gagner du temps, pensez à congeler vos ingrédients. Pelez-les, coupez-les, glissez-les dans un sac de congélation et placez-les au congélateur. Sortez-les lorsque vous avez une envie de smoothie.

• Les carottes et le gingembre peuvent donner du fil à retordre à un robot peu puissant. Râpez-les pour vous simplifier la tâche. Les légumes-feuilles peuvent eux aussi être récalcitrants : mixez-les d'abord avec les liquides avant d'ajouter les fruits.

• L'herbe de blé et la spiruline sont des ingrédients qui ont du caractère. Leur goût peut surprendre : utilisez-les avec parcimonie avant d'augmenter peu à peu la dose.

• Les smoothies fruités sont savoureux mais sucrés. Surveillez votre consommation de sucre en alternant avec des smoothies riches en légumes.

• Les smoothies contiennent davantage de fibres que les jus. Pour compenser leurs effets, veillez à boire beaucoup d'eau afin de rester hydraté.

• Pour épaissir un smoothie, rien de tel que d'ajouter des glaçons au moment de mixer. Avec des ingrédients surgelés, vous pouvez vous en passer.

• Vous avez vu trop grand ? Si vous n'avez pas utilisé d'ingrédients surgelés, versez le surplus dans un bac à glaçons ou des petits gobelets, et placez-les au congélateur.

SUPER LÉGUMES VERTS

Les légumes verts ont de nombreuses vertus et sont pleins de bons nutriments. Mais nous avons beau nous efforcer d'en inclure dans notre régime alimentaire, il est parfois difficile d'en manger suffisamment pour apporter à notre corps toutes les vitamines et minéraux dont il a besoin. En extrayant le jus des légumes ou en les mixant, on peut les consommer en quantités bien plus importantes.

Les légumes-feuilles possèdent des parois cellulaires constituées essentiellement de cellulose, un composant très difficile à décomposer pour le corps. La transformation de ces légumes en jus et en smoothies facilite l'absorption de leurs nutriments par l'organisme.

Basilic

Cet aromate est riche en nutriments nécessaires à une bonne santé cardiovasculaire. Le basilic est un anti-inflammatoire naturel et un inhibiteur de croissance bactérienne car il cible les toxines qui affectent la peau et les cheveux. C'est une bonne source de vitamine K, de fer, de calcium et de vitamine A, et une herbe idéale pour les personnes souffrant d'inflammation intestinale ou d'arthrite.

Bok choy

Également connu sous le nom de pak choy, le bok choy est un chou chinois de la famille des brassicacées, très efficace pour lutter contre le cancer. Il a une teneur élevée en vitamine K (près de la moitié de l'apport journalier recommandé). Le bok choy est également très bien pourvu en antioxydants et en bêta-carotène qui a des effets bénéfiques pour la santé des yeux.

Chou

Cette autre brassicacée est elle aussi une excellente source de vitamines K et C. Il en existe de nombreuses variétés de différentes formes, couleurs et tailles, dont le chou de Bruxelles, une version miniature du chou. Du fait de ses puissantes propriétés anti-inflammatoires, le jus de chou peut contribuer à prévenir ou à guérir les ulcères de l'estomac.

Brocoli

Le brocoli est le légume roi de la famille des brassicacées qui permet de lutter contre le cancer mais aussi le diabète, Alzheimer, les maladies cardiaques, l'arthrite, etc. Ce légume-fleur épaissira vos smoothies, il pourra donc être nécessaire d'y ajouter un peu d'eau. Vous pouvez également utiliser ses tiges. Le brocoli contient des vitamines C, K, A et B9 (acide folique), ainsi que des fibres.

Céleri

Le céleri possède des propriétés rafraîchissantes qui participent au maintien d'une température corporelle normale. Il contient des minéraux qui régulent le niveau du pH du sang et neutralisent l'acidité. Membre de la même famille que le fenouil et le persil, il donne aux boissons un goût légèrement salé. Il peut être difficile à mixer car il est très fibreux, mais idéal pour préparer des jus.

Blette

Il existe de nombreuses variétés de ce légume-feuille (verte, blanche, blonde, à carde rouge, à carde jaune) qui entre communément dans la catégorie des légumes verts. C'est un légume dense et qui se mixe bien. Plein de vitamines A, C et K, il est connu pour ses propriétés régulatrices du taux de sucre dans le sang et anti-inflammatoires du fait de sa teneur élevée en phytonutriments.

Feuilles de pissenlit

Riches en vitamines A et K, les feuilles de pissenlit sont réputées purifier le sang et le foie. Dans les jus et smoothies, mieux vaut les mélanger avec d'autres légumes verts ou fruits sucrés car elles sont assez amères.

Poivron vert

Juteux et croquants, les poivrons verts sont riches en silice et ont un effet bénéfique sur le teint. Ils sont également pour l'organisme une excellente source de potassium qui contribue à l'équilibre hydrique, et de minéraux qui régulent la tension artérielle.

Chou frisé

Autre membre de la famille des brassicacées, le chou frisé est une arme puissante contre le cancer de la vessie, du sein, du colon, des ovaires et de la prostate. Très bien pourvu en acides gras essentiels oméga-3, il permet de traiter l'arthrite et de soulager les inflammations. Contenant davantage de calcium par calorie que le lait, il est excellent pour la santé des os. La variété plus ferme est parfois coriace : mixez bien jusqu'à la disparition de tous les morceaux.

Coriandre

Cet agent purifiant naturel et puissant contient des composés chimiques qui mobilisent les métaux toxiques dans l'organisme et les font sortir des tissus. Très parfumée, la coriandre possède des propriétés antioxydantes, favorise la digestion et l'élimination des gaz intestinaux, apaise les inflammations et abaisse le niveau de sucre et de cholestérol LDL dans le sang.

Roquette

Elle a la forme d'une feuille de chêne, s'utilise en salade et possède un goût poivré qui évoque la moutarde. C'est un membre de la famille des brassicacées et, par conséquent, un puissant légume anticancer. Riche en calcium, en vitamines A, C et K et en potassium, la roquette est un aphrodisiaque naturel qui favorise la digestion et aide à clarifier l'esprit.

Épinard

L'épinard est un légume-feuille à la saveur douce, bourré de vitamines et de minéraux : vitamines A, C, B2, B6, B9 (acide folique) et E, manganèse, magnésium, fer, calcium, potassium, etc. Mais ne l'employez pas systématiquement dans vos jus et smoothies car il contient de l'acide oxalique, une substance qui peut se combiner aux métaux dans l'organisme et être irritant pour les reins. Les épinards sont bénéfiques pour le système digestif, mais aussi pour les os et la peau grâce à leur richesse en vitamines. Ce légume est recommandé pour perdre du poids car il procure une sensation de satiété.

Persil

Très bien pourvu en acide folique, cette herbe très commune est capable de neutraliser certaines substances cancérigènes. Le persil favorise le métabolisme des glucides, la perte de poids et la purification du corps, et permet de rehausser les saveurs de vos smoothies, comme la tomate ou le céleri. Il se conserve au réfrigérateur pendant plusieurs jours après avoir été cueilli.

Laitue romaine

Nourrissez votre cortex surrénal avec une ou deux laitues romaines ! Très nutritive, cette salade permet de préserver l'équilibre de votre corps et stimule son processus naturel de purification. Riche en fibres, la laitue romaine nettoie le système digestif et fortifie les muscles et le cœur. Vous pouvez l'ajouter dans n'importe quel smoothie.

Menthe

Pour apporter une touche de fraîcheur à une boisson, ajoutez quelques brins de menthe. Elle contribue à détendre le corps et l'esprit, et elle est également réputée apaiser les maux de tête et les nausées, et soulager le stress.

Cresson

Ce légume-feuille au goût piquant contient de la vitamine A, de la vitamine C et du bêta-carotène. Il est réputé réduire les dommages subis par l'ADN des globules blancs et favoriser la circulation sanguine. Vous pouvez l'intégrer dans vos smoothies pour en relever le goût.

INGRÉDIENTS PURIFIANTS

Il existe un grand nombre de fruits, de légumes, d'épices, de fines herbes et de minéraux pouvant aider à se débarrasser des toxines, stimuler le système immunitaire, faciliter la digestion, faire étinceler la peau et améliorer la santé en général. Intégrez-les dans vos smoothies !

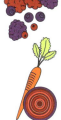 Fruits rouges – Myrtilles, fraises, mûres et framboises stimulent les enzymes purifiantes présentes dans l'organisme. Riches en antioxydants, elles stimulent le système immunitaire.

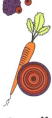 Carottes et betteraves – Ces légumes ont un grand pouvoir alcalinisant qui permet de purifier le foie et de le débarrasser des toxines qui y sont accumulées. Ils sont pleins de vitamines et de minéraux qui aident à débarrasser le sang des contaminants, tout en contribuant à la bonne santé des yeux et de la peau.

 Chou kale – Il regorge d'acides aminés, de calcium, de béta-carotène, de vitamine K, de fer, de manganèse, de zinc, de folates et de sélénium. Il contribue à renforcer le corps et embellir la peau et stimule également le système immunitaire. Il est aussi très riche en antioxydants et fibres.

 Gingembre – Cette racine est connue pour ses propriétés purifiantes. Le gingembre stimule le système digestif pour faciliter l'élimination des toxines.

 Citron – Très alcalin, il est riche en vitamine C. Il possède également un peu de calcium, de potassium et de magnésium. Le citron est un puissant agent purifiant. Il aide le foie, purifie le sang, rajeunit la peau, détruit les radicaux libres et les bactéries. Il favorise aussi la perte de poids sur le long terme.

 Charbon actif – Il aide à purifier grâce à sa capacité à attirer les poisons. Il a le pouvoir d'absorber les métaux lourds, virus, bactéries, toxines fongiques, etc.

 Curcuma – Cette épice stimule le métabolisme. Elle possède également des propriétés purifiantes, qui aident le foie à se débarrasser des toxines.

Préparez votre smoothie purifiant

1

Choisissez d'abord vos légumes-feuilles

chou kale, jeunes pousses, chou, épinard, blette, etc.

2

Ajoutez vos fruits et légumes purifiants (voir ci-contre)

ou votre fruit préféré

3

Apportez du peps

graines de chia moulues, purée d'amandes, de noisettes, gingembre frais, maca en poudre, vanille, menthe fraîche, herbes fraîches, cannelle, miel brut

4

Ajoutez un liquide

eau filtrée, eau de coco, boisson d'oléagineux

FRUITS ET LÉGUMES STARS

La liste ci-dessous a été établie en fonction des problèmes de santé afin que vous puissiez choisir les fruits et légumes les mieux adaptés.

 ## Pour la santé de la peau

En cas d'acné, booster pour la peau, soin anti-âge

pomme, avocat, brocoli, carotte, céleri, fenouil, pamplemousse, chou kale, mangue, melon, oignon, orange, potiron, épinard, fraise

 ## Pour lutter contre le stress

Sentiment fréquent d'anxiété et de stress

banane, brocoli, céleri, chou kale, citron, laitue, citron vert, orange, pêche, épinard, blette, tomate, cresson

 ## Pour purifier le sang

Diverses affections dont un taux d'acidité élevé dans le corps

avocat, betterave, brocoli, chou, carotte, céleri, coriandre, raisin, gingembre, chou kale, laitue, citron, orange, pêche, poire, poivron rouge, épinard, tomate, pastèque

 ## Digestion & constipation

Digestion lente, transit irrégulier

pomme, betterave, mûre, chou de Bruxelles, carotte, fenouil, figue, graines de lin, raisin, chou kale, laitue, orange, papaye, panais, pêche, pruneau, potiron, cresson

 ## Pour faire le plein d'énergie

Métabolisme lent, sensation de fatigue

pomme, abricot, banane, myrtille, melon, carotte, piment de Cayenne, pamplemousse, citron, chou kale, mangue, persil, panais, pêche, poire, poivron, orange, épinard, fraise

La liste ci-dessous est organisée selon les couleurs des aliments pour vous aider à choisir lesquels intégrer dans votre smoothie chaque jour.

Rouge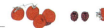

tomate, framboise, fraise, cerise, poivron rouge, radis

- Ces aliments contiennent des lycopènes.
- Ils protègent les cellules, contribuent à prévenir les affections cardiaques.
- Ils aident à protéger la peau des dommages du soleil.
- Ils peuvent favoriser la prévention de certains cancers.

Orange & jaune

orange, papaye, nectarine, pêche, mangue, clémentine, mandarine, mandarine satsuma, abricot, patate douce, carotte

- Ces aliments sont riches en bêta-carotènes qui renforcent le système immunitaire.
- Ils métabolisent dans le corps la vitamine A, indispensable à la vue, aux fonctions immunitaires, à la santé de la peau et des os.
- Ils contiennent de l'hespéridine qui peut aider à réduire le risque cardiovasculaire.
- Ils contiennent de la bêtacryptoxanthine qui contribue à lutter contre l'arthrite rhumatoïde.

Violet

figue, prune, cassis, mûre, groseille, betterave

- Ces aliments contiennent des anthocyanidines qui protègent contre la douleur et les inflammations.
- Ils peuvent contribuer à maintenir une bonne tension artérielle.
- Ils ont des effets anti-âge démontrés.

Vert

avocat, melon, pomme, poire, kiwi, courgette, concombre, épinard, cresson, laitue, salade verte, chou, brocoli, asperge, céleri, chou kale, chou de Bruxelles

- Ces aliments contiennent de la lutéine et de la zéaxanthine qui protègent les yeux et diminuent le risque de cataracte.
- Ils contiennent des isothiocyanates qui possèdent des propriétés anticancer puissantes.

Blanc

panais

- Cet aliment contient de l'allicine qui augmente la capacité du corps à combattre les infections.
- Il possède de puissantes propriétés antimicrobiennes, antifongiques, antiparasitaires et antivirales.

DES CARBURANTS POUR LE CORPS

Les glucides, les lipides et les protéines constituent le carburant dont notre corps a besoin. Ils nous donnent de l'énergie avant un effort physique et nous aident à récupérer ensuite. Il est donc important de les trouver dans une bonne alimentation.

Les glucides

Ils sont la principale source d'énergie. Il en existe deux catégories : les glucides simples et les glucides complexes. Les premiers incluent les aliments au goût sucré, les fruits, les légumes, les produits laitiers, le blé malté, l'orge, les céréales germées, l'extrait de malt et la mélasse. Les glucides complexes comprennent les féculents, comme le pain, les pommes de terre, les céréales, les pâtes et le riz.

Tous les glucides sont transformés en glucose et en glycogène par le corps afin de servir de carburant. Les glucides complexes sont assimilés plus lentement que les glucides simples et fournissent donc de l'énergie à plus long terme. Lors d'une activité physique, les muscles sollicités utilisent le glucose présent dans le sang et le glycogène stocké dans le foie et les muscles. Quand le sang dispose d'assez de glucose, les glucides ingérés sont transformés en glycogène, mais s'il en manque, le glycogène du foie sera transformé en glucose pour être utilisé immédiatement. Il est donc préférable d'entretenir ses réserves de glycogène afin de disposer d'assez d'énergie pour le reste de la journée.

Ingrédients riches en glucides

 Les fruits – La majorité d'entre eux sont une source d'énergie à long terme. Les fraises, les poires, les mangues, les bananes, les kiwis, les cerises, les abricots et les myrtilles sont de bons choix.

 Les légumes verts à feuilles – Le chou, le chou frisé, le brocoli et l'épinard sont riches en nutriments et parfaits pour confectionner des smoothies verts. Leur forte teneur en fibres ralentit l'absorption du sucre. L'énergie qu'ils procurent est donc libérée plus lentement et de façon plus régulière, nous gardant plus longtemps alerte sur le plan physique et mental.

 Le riz et l'avoine – Le riz cuit ou la boisson de riz est un bon substitut à l'avoine. Son pouvoir énergétique est également lent.

Les lipides

Il existe deux grands groupes de lipides : les acides gras saturés et les acides gras insaturés. Les premiers désignent les mauvaises graisses présentes dans les aliments tels que le beurre, le fromage et les viandes grasses, tandis que les seconds sont des graisses saines présentes dans les huiles végétales, le gras du poisson, les oléagineux, les graines et les avocats.

Nous avons tous besoin d'absorber des lipides. Toutes les matières grasses ne se valent pas, mais comme les glucides, elles fournissent de l'énergie. En fait, un gramme de lipides apporte neuf calories, alors qu'un gramme de glucides n'en apporte que quatre. Cependant, l'énergie fournie est libérée moins vite. Au cours d'une activité physique, le corps puise dans ses réserves de glycogène pour disposer rapidement d'énergie, mais lors d'une épreuve d'endurance, il tente autant que possible de les conserver en puisant dans ses réserves de lipides à la place.

Notre corps peut convertir en graisse les glucides et les protéines en excès dans notre régime alimentaire, mais il n'est pas capable de fabriquer certains acides gras insaturés essentiels. Autrement dit, seuls les aliments que nous consommons peuvent nous les fournir. Les acides gras essentiels sont les oméga-3 présents dans les légumes verts à feuilles et dans certaines huiles végétales, ainsi que les oméga-6 que l'on trouve dans les huiles végétales, comme celles d'olive et de tournesol. Les lipides facilitent l'absorption des vitamines liposolubles, comme les vitamines A, D, K et E, ils aident notre corps à lutter contre le froid et le protègent.

Les ingrédients riches en bonnes graisses

Les graines de lin – Très riches en acides gras oméga-3, elles contiennent aussi de la vitamine B, du magnésium et du manganèse. Les vitamines B contribuent à transformer les aliments en énergie. Le magnésium joue un rôle important dans la contraction musculaire et le manganèse est un composé vital de nombreuses enzymes impliquées dans la production d'énergie.

Le beurre de cacahuètes – Dotées d'une forte teneur en acides gras insaturés, les cacahuètes sont très caloriques, c'est-à-dire très énergétiques. Elles contiennent aussi des vitamines B, du phosphore, du fer, du cuivre, du potassium et de la vitamine E. Le cuivre assure une protection contre les dégâts causés par les radicaux libres et aide le corps à assimiler le fer des aliments.

La purée d'amandes – Les amandes sont aussi une bonne source de vitamine E et d'antioxydants, qui stimulent le système immunitaire. Elles contribuent également à soulager les crampes dans les jambes, causées par la fatigue ou par un déséquilibre électrolytique. L'ajout de beurre de cacahuètes, de purée d'amandes ou de purée de noix de cajou dans un smoothie est un moyen efficace de restaurer cet équilibre et de le conserver.

Les protéines

Les protéines sont indispensables au renforcement musculaire. Elles peuvent servir de source d'énergie, mais uniquement si les réserves de glycogène de votre corps sont complètement épuisées. Elles sont également essentielles à la croissance des tissus sains et à leur réparation.

Les ingrédients riches en protéines

 Boisson végétale – Il s'agit d'une excellente source de protéines de bonne qualité, ainsi que de calcium, de zinc et de phosphore. Il existe une grande quantité de boissons de ce type, mais veillez à les choisir sans sucres ajoutés.

 Le yaourt – C'est une bonne source de calcium et de phosphore qui fortifient les os. Le yaourt permet également de donner une texture riche et crémeuse aux smoothies.

 L'avoine – Elle fournit des glucides complexes, des fibres, et sa teneur en protéines est relativement élevée. Elle est donc parfaite dans un smoothie.

MATÉRIEL

Blenders

Un blender est un ustensile très utile qui permet de préparer des smoothies mais aussi de nombreuses autres recettes délicieuses, comme les soupes et les sauces. L'achat d'un blender de qualité est donc un excellent investissement.

Optez pour un modèle avec une puissance de 1 000 watts, une vitesse de rotation élevée et un système de lames efficace. Vous obtiendrez ainsi des smoothies très onctueux, qui se boiront plus facilement.

Un blender bon marché risque de ne pas tenir très longtemps, surtout si vous l'employez régulièrement. Lorsque vous vous servez de votre blender, réglez-le dans un premier temps sur une vitesse faible puis augmentez progressivement pour bien mélanger tous les ingrédients.

Extracteurs de jus

On trouve désormais de nombreux extracteurs de jus sur le marché, plus faciles d'entretien que les premiers modèles. C'est un argument de poids car beaucoup de gens renoncent à préparer eux-mêmes leurs jus en raison de la difficulté de nettoyage des appareils.

Il existe différents styles d'extracteurs de jus, et leur gamme de prix est très étendue. Relativement bon marché, les centrifugeuses fonctionnent à une vitesse élevée et permettent d'extraire le jus très rapidement. Les malaxeurs et les extracteurs à vis extraient le jus beaucoup plus lentement ; les jus obtenus s'oxydent moins vite et se gardent plus longtemps au réfrigérateur avant d'être consommés.

Matériel utile

- blender
- chinois (ou tamis) en plastique
- grande carafe ou petit saladier
- spatule en caoutchouc ou cuillère en bois
- casserole

SMOOTHIES MATINAUX

Voici une savoureuse sélection de smoothies pour le petit déjeuner, contenant tous les nutriments dont vous avez besoin. Démarrez la journée sur les chapeaux de roue !

Mûre & basilic • Protéines B • Banane & quinoa
Framboise & figue • Mûre & banane
Ban'amande • Figalo • Coco & framboise
Muesli mix • Café mocha • Pina coco lada
Trio de noisettes • Bananavoine • Green coco
Mangue Medjool • Sublime myrtille
Pomme bleue

MÛRE & BASILIC

Pour 1 personne
Préparation : 5 minutes

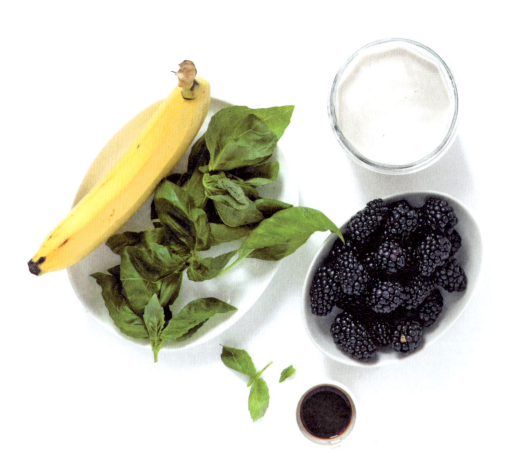

INGRÉDIENTS

160 g de mûres • 1 banane pelée et coupée en rondelles
230 ml de boisson de noix de cajou • 1 poignée de feuilles de basilic
½ cuillerée à café d'extrait de vanille

Le basilic est une excellente source de fer, de calcium et même d'acides gras oméga-3.

É *Énergétique*   **CS** *Stimule la circulation sanguine*   **SV** *Source de vitamines*

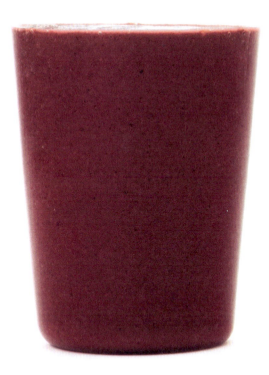

Dans un blender, mixez les mûres, les rondelles de banane, la boisson de noix de cajou, les feuilles de basilic et l'extrait de vanille afin d'obtenir une texture lisse. Servez dans 1 verre.

PROTÉINES B

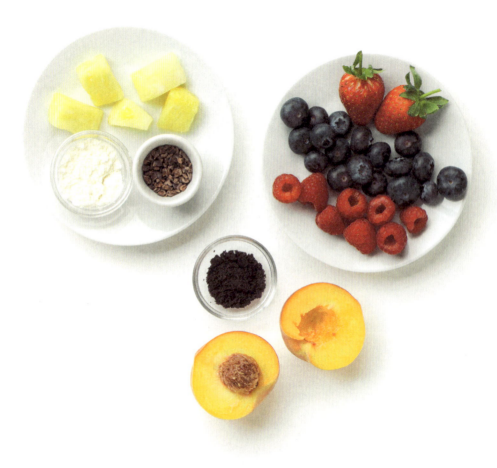

INGRÉDIENTS

120 g de baies mélangées • 1 pêche coupée en deux, dénoyautée et hachée
40 g d'ananas coupé en gros morceaux • 1 dose de protéines en poudre
½ cuillerée à soupe de pépites de cacao cru • 1 cuillerée à café de poudre d'açaï

Les baies sont une bonne source de fibres qui facilitent la digestion.

V *Source de vitamines* **B** *Stimule le sang* **I** *Booste l'immunité*

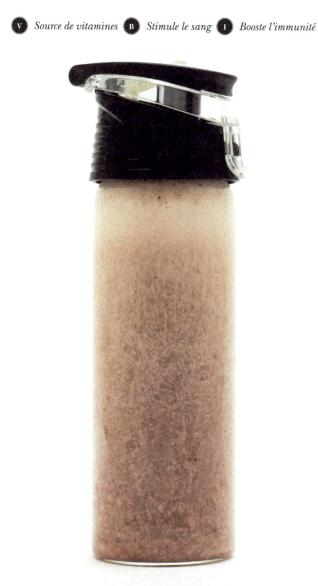

Mixez tous les ingrédients dans un blender avec 250 ml d'eau
jusqu'à l'obtention d'une texture lisse.

BANANE & QUINOA

Pour 2 personnes
Préparation & cuisson : 10 minutes

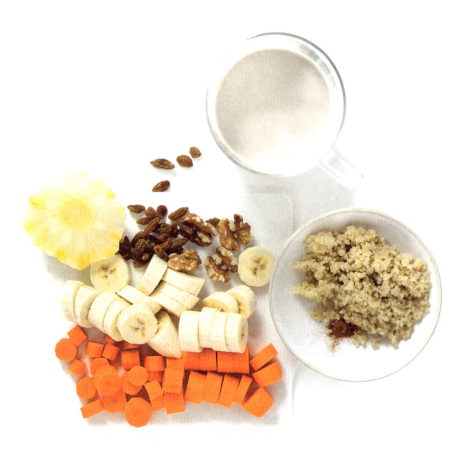

INGRÉDIENTS

2 carottes pelées et coupées en rondelles • 2 bananes pelées et coupées en rondelles
60 g d'ananas pelé et coupé en rondelles • 2 cuillerées à café de raisins secs
4 noix torréfiées • 60 g de quinoa cuit (50 g cru)
450 ml de boisson de noisette • 1 pincée de cannelle

Le quinoa est une excellente source de calcium, de magnésium et de manganèse.

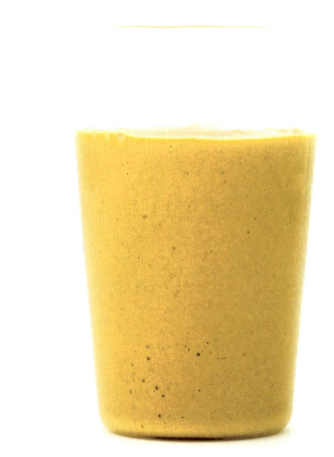 **É** *Énergétique*   **SI** *Renforce le système immunitaire*   **SP** *Source de protéines*

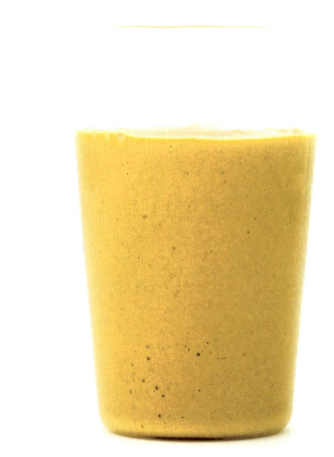

Dans un blender, mixez les rondelles de carotte, de banane et d'ananas, les raisins secs, les noix torréfiées, le quinoa cuit, la boisson de noisette et la cannelle afin d'obtenir une texture lisse. Répartissez dans 2 verres.

FRAMBOISE & FIGUE

Pour 2 personnes
Préparation : 5 minutes

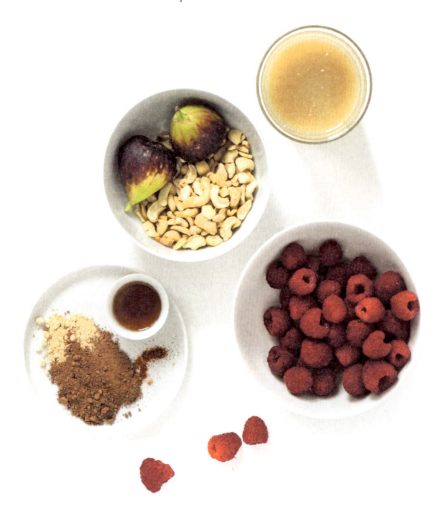

INGRÉDIENTS

75 g de noix de cajou non salées • 180 g de framboises • 2 figues
450 ml de boisson de riz brun • 1 cuillerée à soupe de sirop d'érable
2 cuillerées à soupe de cacao cru en poudre • ½ cuillerée à café de paprika
1 cuillerée à café de poudre de maca

La figue contient de la vitamine B et des fibres.
Avez ce smoothie, vous tiendrez sans problème jusqu'au déjeuner.

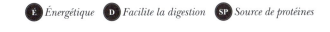 *Énergétique* *Facilite la digestion* *Source de protéines*

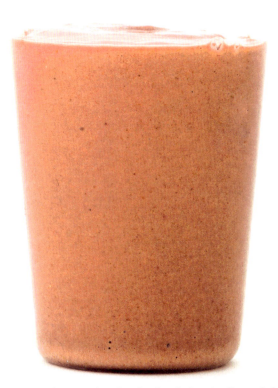

Dans un blender, mixez les noix de cajou, les framboises, les figues, la boisson de riz brun, le sirop d'érable, le cacao cru, le paprika et la poudre de maca afin d'obtenir une texture lisse. Répartissez dans 2 verres.

MÛRE & BANANE

Pour 1 personne
Préparation : 5 minutes

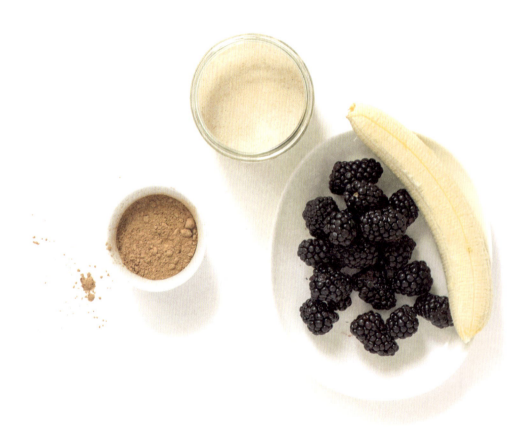

INGRÉDIENTS

200 g de mûres • 1 banane pelée et coupée en rondelles • 250 ml de boisson
d'avoine • 2 cuillerées à soupe de protéines en poudre au chocolat

La mûre regorge de vitamine C et compte parmi les fruits les plus riches
en antioxydants.

É *Énergétique*   **D** *Facilite la digestion*   **SP** *Source de protéines*

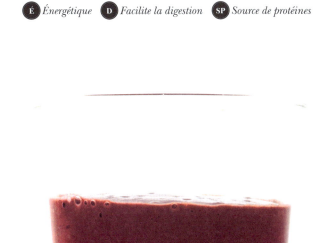

Dans un blender, mixez les mûres, les rondelles de banane, la boisson d'avoine
et les protéines en poudre au chocolat afin d'obtenir une texture lisse.
Servez dans 1 verre.

BAN'AMANDE

Pour 1 personne
Préparation : 5 minutes

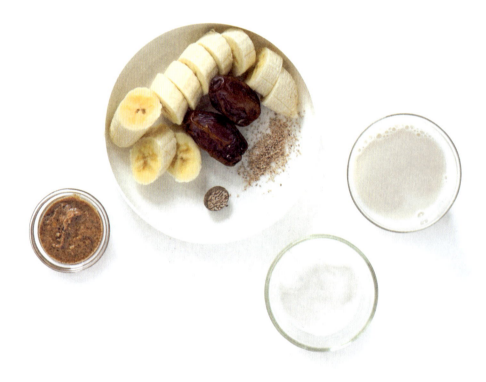

INGRÉDIENTS

1 banane pelée et coupée en rondelles • 2 dattes Medjool dénoyautées • 250 ml de lait
d'amande • 2 cuillerées à soupe de yaourt au lait de coco • 1 cuillerée
à soupe de purée d'amande • ½ cuillerée à café de noix de muscade moulue

La noix de muscade permet de mieux dormir et stimule le système immunitaire, tout en soulageant les indigestions.

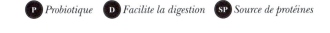 *Probiotique* *Facilite la digestion* *Source de protéines*

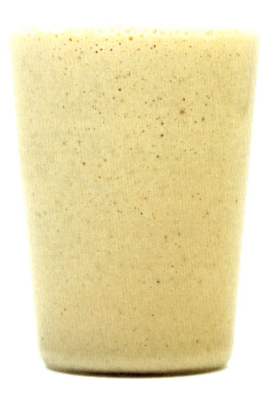

Dans un blender, mixez les rondelles de banane, les dattes Medjool, le lait d'amande, le yaourt au lait de coco, la purée d'amande et la noix de muscade afin d'obtenir une texture lisse. Servez dans 1 verre.

FIGALO

Pour 1 personne
Préparation : 5 minutes

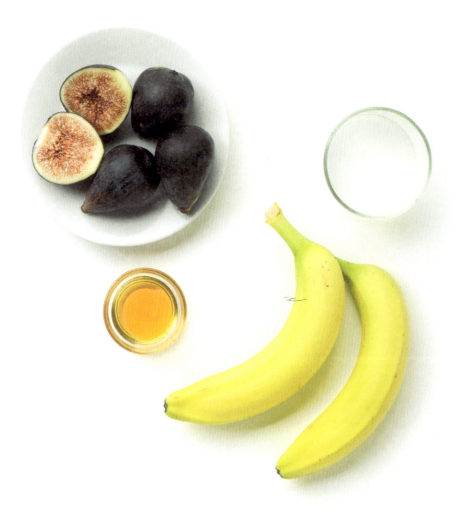

INGRÉDIENTS

230 ml d'eau de coco • 2 bananes pelées et hachées
4 figues coupées en deux • 1 cuillerée à soupe de nectar d'agave

Les figues renforcent les os car elles sont une source de calcium.

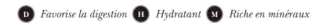 *Favorise la digestion* **H** *Hydratant* **M** *Riche en minéraux*

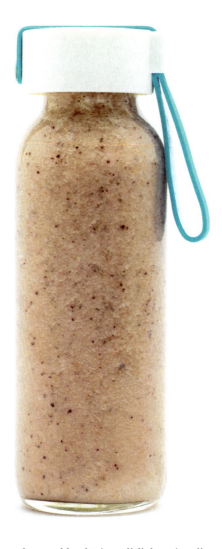

Mixez tous les ingrédients dans un blender jusqu'à l'obtention d'une texture lisse.

COCO & FRAMBOISE

Pour 1 personne
Préparation : 5 minutes

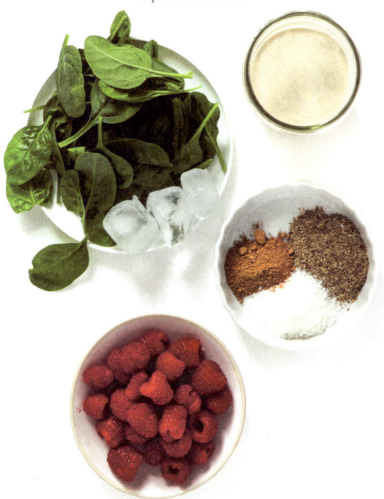

INGRÉDIENTS

2 poignées de feuilles d'épinard • 200 g de framboises
250 ml de boisson d'avoine • 3 glaçons • 2 cuillerées à soupe de graines
de lin moulues • 2 cuillerées à soupe de noix de coco non sucrée râpée
1 cuillerée à soupe de cacao cru en poudre

La framboise contient plus de fibres que n'importe quel autre fruit. Elle est parfaite pour le petit déjeuner, car elle donne une impression de satiété durable.

SV *Source de vitamines* **D** *Facilite la digestion* **SP** *Source de protéines*

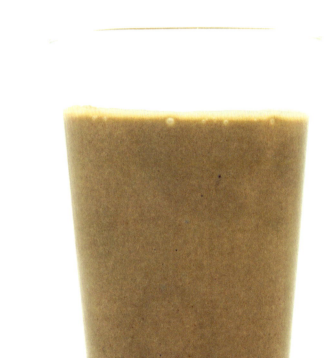

Dans un blender, mixez les feuilles d'épinard, les framboises, la boisson d'avoine, les glaçons, les graines de lin, la noix de coco râpée et le cacao cru afin d'obtenir une texture lisse. Servez dans 1 verre.

MUESLI MIX

Pour 2 personnes
Préparation : 5 minutes

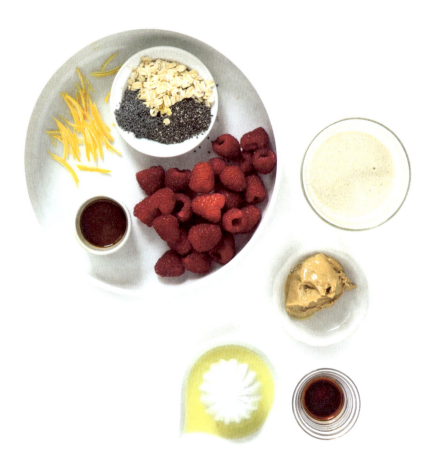

INGRÉDIENTS

100 g de framboises • 375 ml de boisson d'avoine • 1 cuillerée à café de zeste de citron
2 cuillerées à soupe de flocons d'avoine • le jus de ½ citron • 1 cuillerée à soupe de
sirop d'érable • 1 cuillerée à soupe de purée de noix de cajou • 1 cuillerée à soupe
de graines de chia • 1 ½ cuillerée à café de graines de pavot • 1 cuillerée à café
d'extrait de vanille

Les graines de pavot contiennent des minéraux essentiels,
comme le zinc et le calcium.

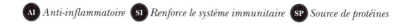 *Anti-inflammatoire* **SI** *Renforce le système immunitaire* **SP** *Source de protéines*

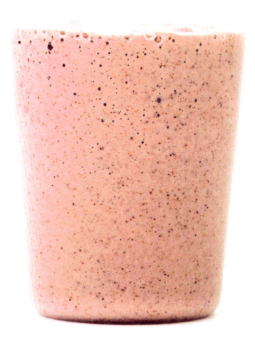

Dans un blender, mixez les framboises, le zeste de citron, les flocons d'avoine,
la boisson d'avoine, le jus de citron, le sirop d'érable, la purée de noix de cajou,
les gaines de chia, les graines de pavot et l'extrait de vanille afin d'obtenir
une texture lisse. Répartissez dans 2 verres.

CAFÉ MOCHA

Pour 1 personne
Préparation : 5 minutes

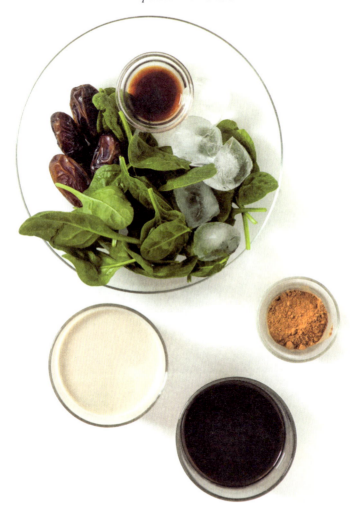

INGRÉDIENTS

1 poignée de feuilles d'épinard • 4 dattes Medjool dénoyautées • 60 ml de lait
d'amande • 250 ml de café noir à température ambiante • 5 glaçons
1 cuillerée à soupe de cacao cru en poudre • ½ cuillerée à café d'extrait de vanille

Les feuilles d'épinard contiennent des vitamines A, C, E et K
et gardent les os en bonne santé.

É *Énergétique*   **CS** *Stimule la circulation sanguine*   **PE** *Bénéfique pour la peau*

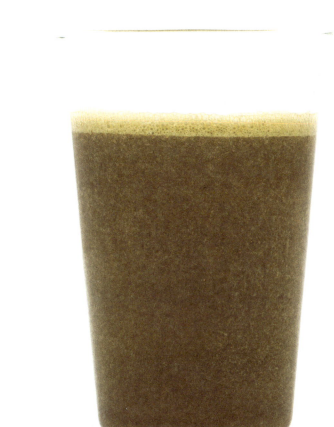

Dans un blender, mixez les feuilles d'épinard, les dattes Medjool, le lait d'amande,
le café noir, les glaçons, le cacao cru et l'extrait de vanille afin d'obtenir
une texture lisse. Servez dans 1 verre.

PINA COCO LADA

Pour 1 personne
Préparation : 5 minutes

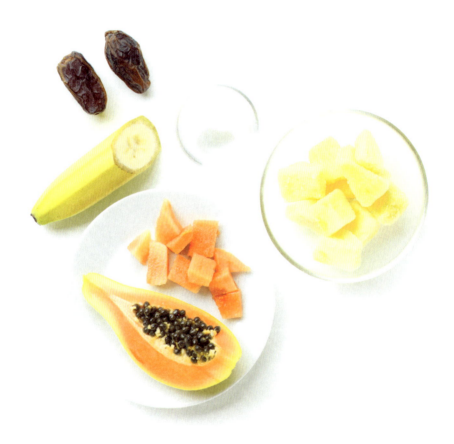

INGRÉDIENTS

160 g d'ananas coupé en gros morceaux • ½ banane pelée et hachée
80 g de papaye pelée, épépinée et détaillée en gros morceaux
2 dattes medjool dénoyautées • 1 cuillerée à soupe d'huile de coco

44

L'ananas contient de la bromélaïne, une enzyme qui contribue à atténuer
les inflammations des articulations et des muscles

V *Source de vitamines* **M** *Riche en minéraux* **D** *Facilite la digestion*

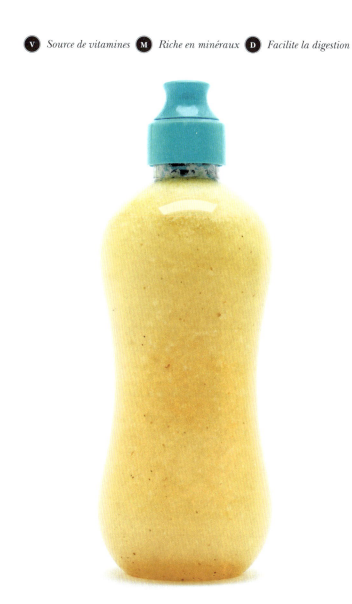

Mixez tous les ingrédients dans un blender avec 100 ml d'eau
jusqu'à l'obtention d'une texture lisse.

TRIO DE NOISETTES

Pour 1 personne
Préparation : 5 minutes

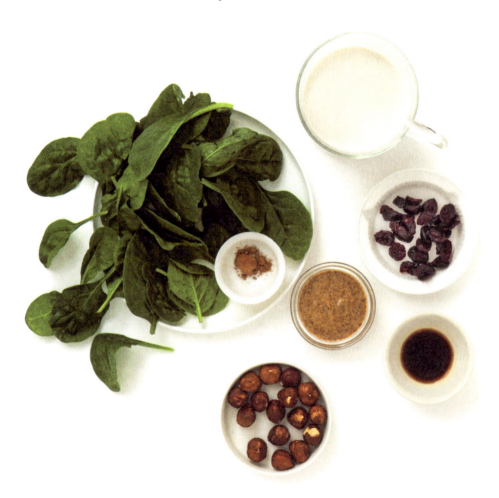

INGRÉDIENTS

1 poignée de pousses d'épinard • 1 cuillerée à soupe de noisettes non salées
1 cuillerée à soupe de cranberries séchées • 250 ml de boisson de noisette
1 cuillerée à soupe de purée de noisette • 1 pincée de cacao cru en poudre
1 cuillerée à café d'extrait de vanille

La noisette est une excellente source de vitamine E, qui protège du vieillissement et des maladies en réduisant les inflammations.

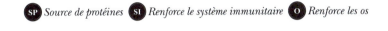 **SP** *Source de protéines* **SI** *Renforce le système immunitaire* **O** *Renforce les os*

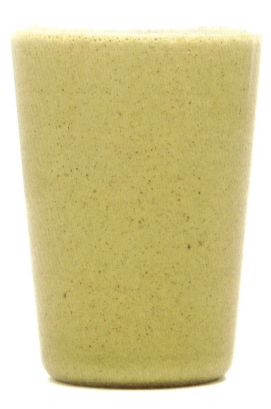

Dans un blender, mixez les pousses d'épinards, les noisettes, les cranberries séchées, la boisson de noisette, la purée de noisette, le cacao cru et l'extrait de vanille afin d'obtenir une texture lisse. Servez dans 1 verre.

BANANAVOINE

Pour 1 personne
Préparation : 5 minutes

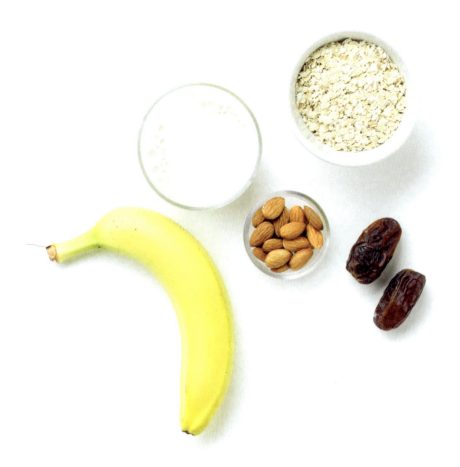

INGRÉDIENTS

250 ml de lait d'amande • 100 g de flocons d'avoine • 1 banane pelée et hachée
2 dattes medjool dénoyautées • 1 cuillerée à soupe d'amandes crues

Les bananes regorgent de potassium, un minéral indispensable au bon fonctionnement du cœur et pour réguler la tension artérielle.

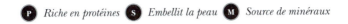 **P** *Riche en protéines* **S** *Embellit la peau* **M** *Source de minéraux*

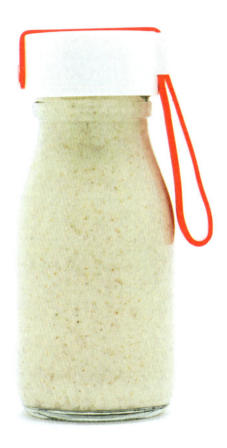

Mixez tous les ingrédients dans un blender jusqu'à l'obtention d'une texture lisse.

GREEN COCO

Pour 2 personnes
Préparation : 5 minutes

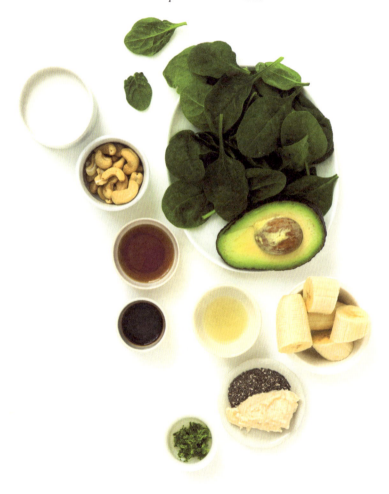

INGRÉDIENTS

2 poignées de feuilles d'épinard • ½ avocat pelé, dénoyauté et émincé • 1 cuillerée à
soupe de noix de cajou non salées • 1 banane pelée et coupée en rondelles
500 ml de lait de coco • 2 cuillerées à soupe de graines de chia • le zeste de 1 citron
vert • le jus de 1 citron vert • 2 cuillerées à soupe de purée de coco • 1 cuillerée à
soupe de sirop d'érable • 1 cuillerée à café d'extrait de vanille

L'avocat contient de bonnes graisses qui contribuent à faire baisser le cholestérol.

SP *Source de protéines* **AI** *Anti-inflammatoire* **SV** *Source de vitamines*

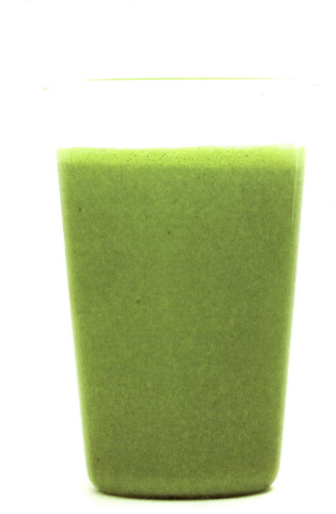

Dans un blender, mixez les feuilles d'épinard, l'avocat, les noix de cajou,
les rondelles de banane, le lait de coco, les graines de chia, le zeste et le jus
de citron vert, la purée de coco, le sirop d'érable et l'extrait de vanille
afin d'obtenir une texture lisse. Répartissez dans 2 verres.

MANGUE MEDJOOL

Pour 1 personne
Préparation : 5 minutes

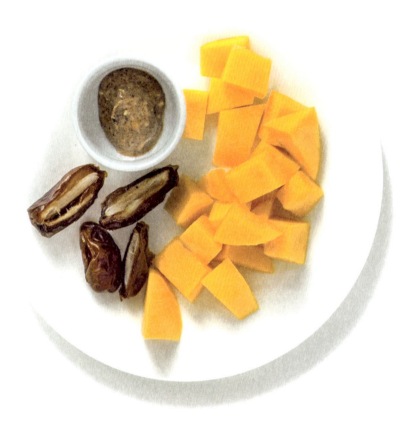

INGRÉDIENTS

200 g de mangue pelée et coupée en morceaux • 2 dattes Medjool dénoyautées
2 cuillerées à soupe de purée d'amande

La mangue regorge de vitamine B6 et de fibres, garantes d'une bonne digestion.

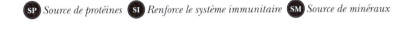 **SP** *Source de protéines* **SI** *Renforce le système immunitaire* **SM** *Source de minéraux*

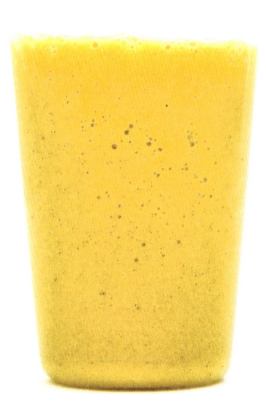

Dans un blender, mixez les morceaux de mangue, les dattes Medjool et la purée d'amande avec 250 ml d'eau afin d'obtenir une texture lisse. Servez dans 1 verre.

SUBLIME MYRTILLE

Pour 1 personne
Préparation : 5 minutes

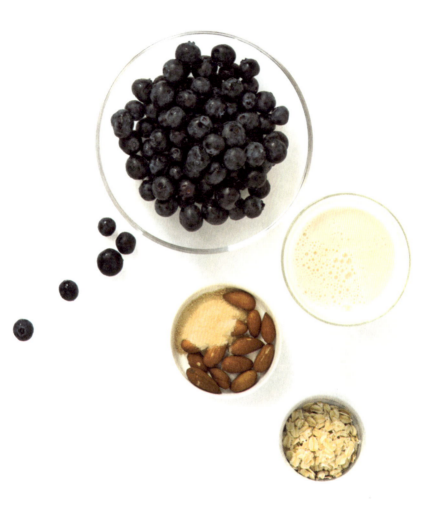

INGRÉDIENTS

1 cuillerée à soupe d'amandes non salées • 150 g de myrtilles
2 cuillerées à soupe de flocons d'avoine • 250 ml de lait d'amande
1 cuillerée à soupe de protéines en poudre à la vanille

Tout comme la fraise, la myrtille regorge d'anthocyanes,
qui maintiennent le cœur en bonne santé.

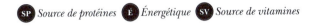 **SP** *Source de protéines* **É** *Énergétique* **SV** *Source de vitamines*

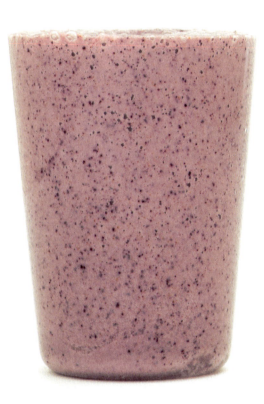

Dans un blender, mixez les amandes, les myrtilles, les flocons d'avoine,
le lait d'amande et la poudre de protéines à la vanille afin d'obtenir
une texture lisse. Servez dans 1 verre.

POMME BLEUE

Pour 1 personne
Préparation : 5 minutes

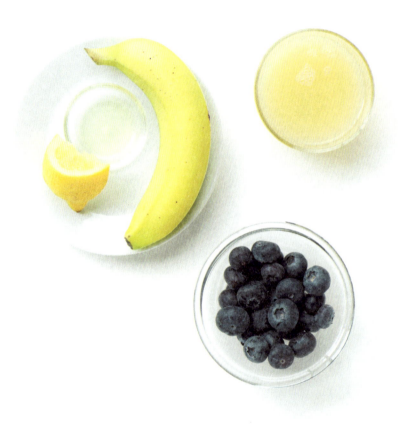

INGRÉDIENTS

230 ml de jus de pomme • 160 g de myrtilles • 1 banane pelée et hachée
50 ml d'eau de coco • Le jus de ¼ de citron

Les pommes contiennent des enzymes qui favorisent la décomposition des glucides. Cela a pour effet de réguler la glycémie, car les pics de sucre dans le sang peuvent endommager le collagène de la peau.

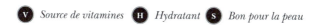 **V** *Source de vitamines* **H** *Hydratant* **S** *Bon pour la peau*

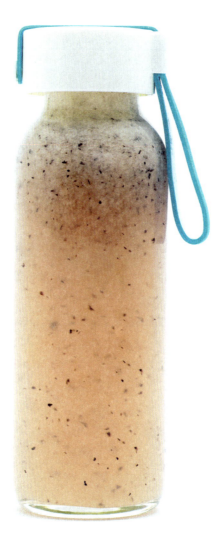

Mixez tous les ingrédients dans un blender jusqu'à l'obtention d'une texture lisse.

SMOOTHIES VITALITÉ

*Voici un assortiment de smoothies très
nutritifs qui vous éviteront les petits coups
de fatigue. Toutes ces boissons regorgent
de vitamines et de minéraux essentiels
pour rester en pleine forme.*

Eau de kiwi • Carotte au vert • Vitamine E
Kale tout doux • Légumes & persil • Pomme glacée
Épinard & lin • Lait green • Thé vert & melon miel
Choco & spiruline • Broco banane • Avocat &
orange • Cocktail aux trois raisins • Bien-être à
la noix • Basilic rose • Green pêche • Choc amande

EAU DE KIWI

Pour 1 personne
Préparation : 5 minutes

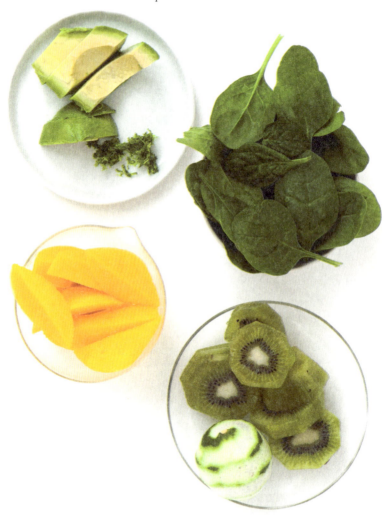

INGRÉDIENTS

2 poignées de feuilles d'épinard • ½ avocat pelé, dénoyauté et émincé
160 g de mangue pelée et coupée en morceaux • 4 kiwis épluchés et coupés en morceaux
1 cuillerée à café de zeste de citron vert • 1 citron vert pelé

Le kiwi regorge de vitamine K, garante de la santé des os.

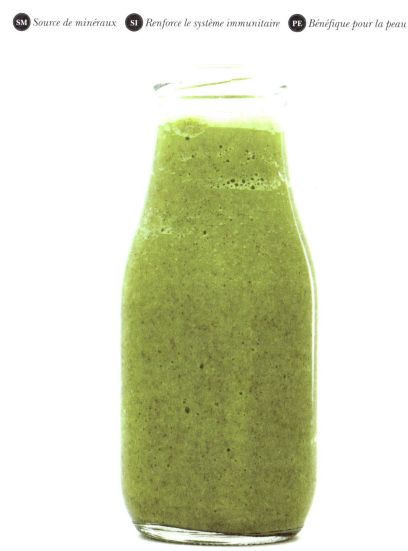 SM *Source de minéraux* SI *Renforce le système immunitaire* PE *Bénéfique pour la peau*

Dans un blender, mixez les feuilles d'épinard, l'avocat, les morceaux de mangue
et de kiwi, le citron vert et son zeste avec 250 ml d'eau afin d'obtenir
une texture lisse. Servez dans 1 verre.

CAROTTE AU VERT

Pour 1 personne
Préparation : 5 minutes

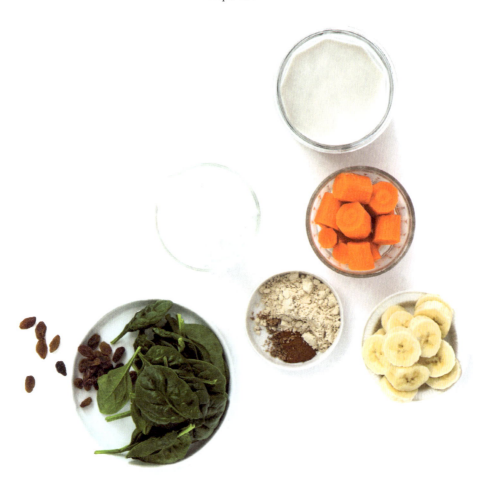

INGRÉDIENTS

1 carotte pelée et coupée en rondelles • 2 poignées de feuilles d'épinard
½ banane pelée et coupée en rondelles • 1 cuillerée à soupe de raisins secs
250 ml de boisson de noix de cajou • 3 glaçons • ½ cuillerée à café
de cannelle moulue • 1 pincée de noix de muscade moulue • 2 cuillerées à soupe
de protéines en poudre à la vanille

Les carottes sont riches en carotène, aux effets protecteurs contre plusieurs cancers comme celui de la prostate, du colon ou de l'estomac.

SV *Source de vitamines* **É** *Énergétique* **SP** *Source de protéines*

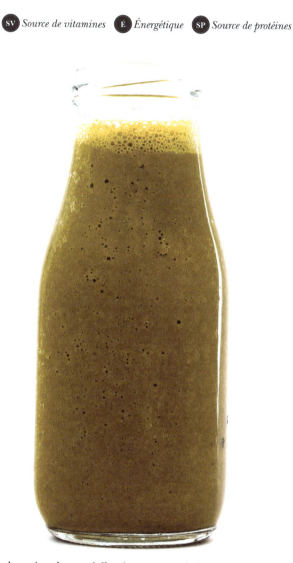

Dans un blender, mixez les rondelles de carotte et de banane, les feuilles d'épinard, les raisins secs, la boisson de noix de cajou, les glaçons, la cannelle, la noix de muscade et la poudre de protéines à la vanille afin d'obtenir une texture lisse. Servez dans 1 verre.

VITAMINE E

Pour 1 personne
Préparation : 5 minutes

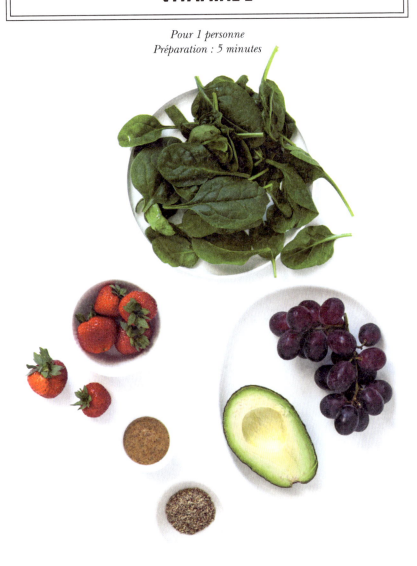

INGRÉDIENTS

2 poignées de feuilles d'épinard • ½ avocat pelé, dénoyauté et émincé
1 petite grappe de raisin noir • 6 fraises équeutées
1 cuillerée à soupe de purée d'amande • 1 cuillerée à café de graines de lin moulues

L'avocat et les feuilles d'épinard sont tous deux riches en vitamine E, qui garde les cheveux, la peau et les ongles en bonne santé.

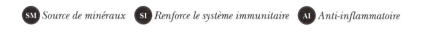 **SM** *Source de minéraux* **SI** *Renforce le système immunitaire* **AI** *Anti-inflammatoire*

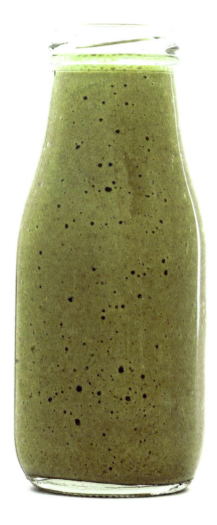

Dans un blender, mixez les feuilles d'épinard, l'avocat, les grains de raisin noir, les fraises, la purée d'amande et les graines de lin avec 250 ml d'eau afin d'obtenir une texture lisse. Servez dans 1 verre.

KALE TOUT DOUX

Pour 2 personnes
Préparation : 5 minutes

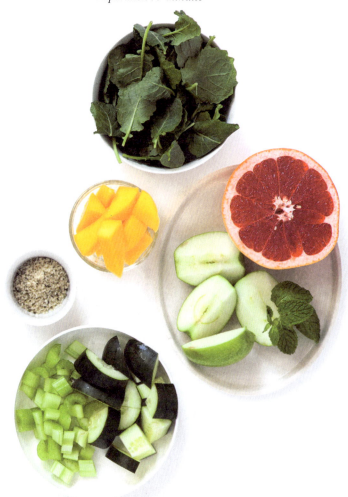

INGRÉDIENTS

1 grosse poignée de pousses de kale • ½ concombre coupé en morceaux
1 branche de céleri coupée en morceaux • 1 pomme épépinée et coupée en morceaux
½ mangue pelée et coupée en morceaux • la chair de ½ pamplemousse rose
2 cuillerées à soupe de graines de chanvre décortiquées • 5 feuilles de menthe

Le kale est riche en calcium, qui renforce les os.

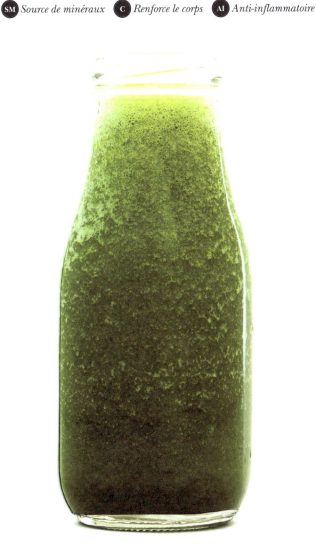

SM *Source de minéraux* **C** *Renforce le corps* **AI** *Anti-inflammatoire*

Dans un blender, mixez les pousses de kale, les morceaux de concombre, de céleri,
de pomme et de mangue, la chair de pamplemousse rose, les graines de chanvre
et les feuilles de menthe avec 450 ml d'eau afin d'obtenir une texture lisse.
Répartissez dans 2 verres.

LÉGUMES & PERSIL

Pour 1 personne
Préparation : 5 minutes

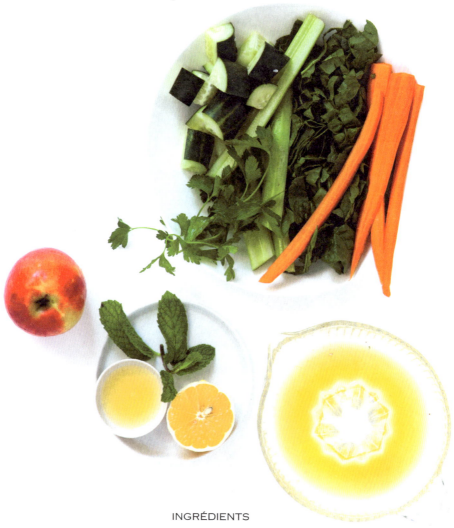

INGRÉDIENTS

2 poignées de feuilles d'épinard • ½ concombre coupé en morceaux
1 branche de céleri coupée en bâtonnets • 1 carotte pelée et coupée en bâtonnets
1 pomme pelée et coupée en morceaux • ½ citron pelé • 30 ml de jus de citron frais
30 ml de jus d'orange frais • 1 petit bouquet de persil • 5 feuilles de menthe

Le persil est une excellente source d'antioxydants et de vitamines K et C.

SM *Source de minéraux*   **SI** *Renforce le système immunitaire*   **PS** *Purifie le sang*

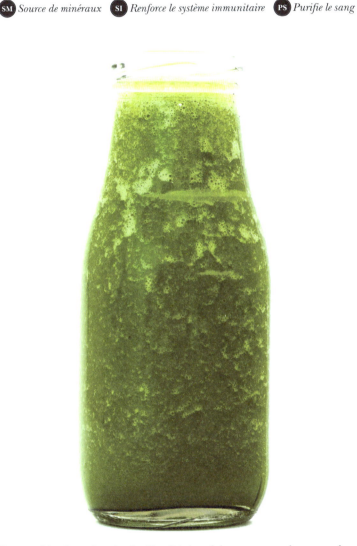

Dans un blender, mixez les feuilles d'épinard, les morceaux de concombre, les bâtonnets de céleri et de carotte, les morceaux de pomme, le citron, le jus de citron, le jus d'orange, le bouquet de persil et les feuilles de menthe avec 200 ml d'eau afin d'obtenir une texture lisse. Servez dans 1 verre.

POMME GLACÉE

Pour 1 personne
Préparation : 5 minutes

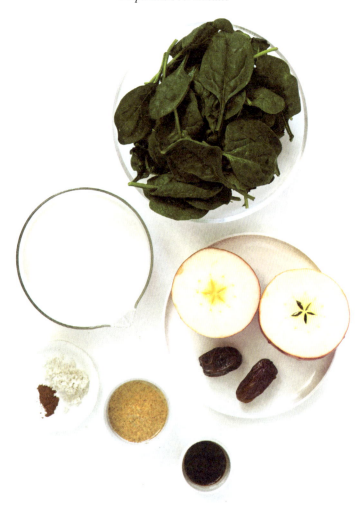

INGRÉDIENTS

2 poignées de feuilles d'épinard • 1 pomme épépinée et coupée en morceaux
2 dattes Medjool dénoyautées • 250 ml de lait d'amande • 2 cuillerées à soupe
de purée d'amandes • ½ cuillerée à café d'extrait de vanille
1 pincée de cannelle moulue • 1 pincée de sel

La pomme est riche en fibres, ce qui prolonge l'impression de satiété.

D *Facilite la digestion* **O** *Renforce les os* **PE** *Bénéfique pour la peau*

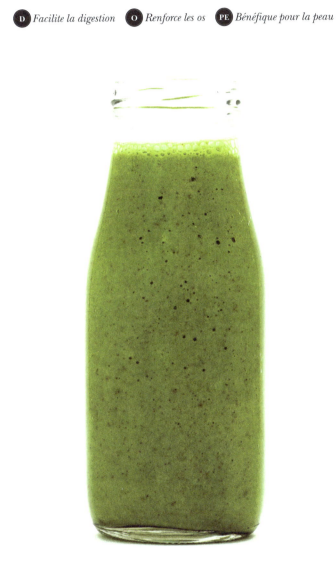

Dans un blender, mixez les feuilles d'épinard, les morceaux de pomme,
les dattes Medjool, le lait d'amande, la purée d'amandes, l'extrait de vanille,
la cannelle et le sel afin d'obtenir une texture lisse. Servez dans 1 verre.

ÉPINARD & LIN

Pour 1 personne
Préparation : 5 minutes

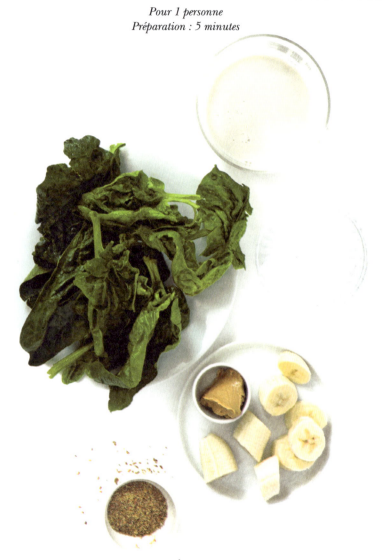

INGRÉDIENTS

2 poignées de feuilles d'épinard • 1 banane pelée et coupée en rondelles
250 ml de boisson de noix de cajou • 3 glaçons • 1 cuillerée à soupe
de purée de noix de cajou • 2 cuillerées à soupe de graines de lin moulues

Les graines de lin moulues sont source d'acides gras oméga-3.

D *Facilite la digestion*   **O** *Renforce les os*   **SM** *Source de minéraux*

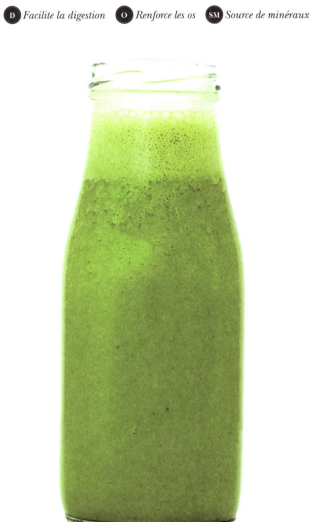

Dans un blender, mixez les feuilles d'épinard, les rondelles de banane,
la boisson de noix de cajou, les glaçons, la purée de noix de cajou et les graines
de lin afin d'obtenir une texture lisse. Servez dans 1 verre.

LAIT GREEN

Pour 1 personne
Préparation : 5 minutes

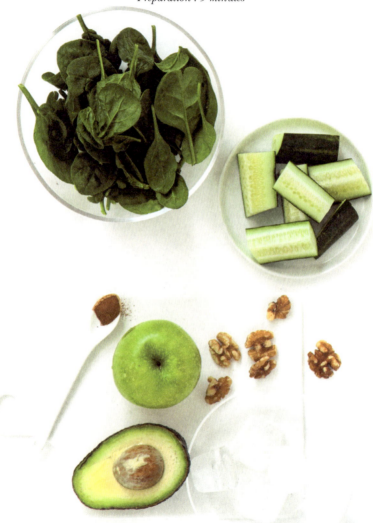

INGRÉDIENTS

½ concombre coupé en gros morceaux • 2 poignées de feuilles d'épinard
½ avocat pelé, dénoyauté et émincé • 1 pomme épépinée et coupée en morceaux
1 cuillerée à soupe de noix • 4 glaçons • ½ cuillerée à café de cannelle moulue

Les noix font baisser le mauvais cholestérol tout en réveillant les fonctions cérébrales.

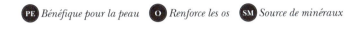 **PE** *Bénéfique pour la peau* **O** *Renforce les os* **SM** *Source de minéraux*

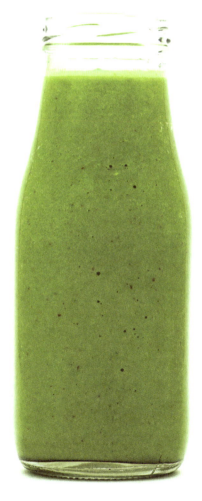

Dans un blender, mixez les morceaux de concombre, les feuilles d'épinard, l'avocat, les morceaux de pomme, les noix, les glaçons et la cannelle avec 250 ml d'eau afin d'obtenir une texture lisse. Sevez dans 1 verre.

THÉ VERT & MELON MIEL

Pour 1 personne
Préparation : 5 minutes

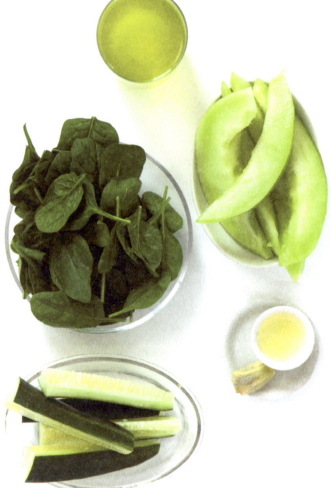

INGRÉDIENTS

200 g de melon miel pelé et coupé en tranches • 2 poignées de feuilles d'épinard
½ concombre coupé en morceaux • 250 ml de thé vert
1 cuillerée à soupe de jus de citron • 1 cm de gingembre pelé

Le melon miel stimule la production de collagène et répare les tissus.

E *Énergétique* **CS** *Stimule la circulation sanguine* **H** *Hydratant*

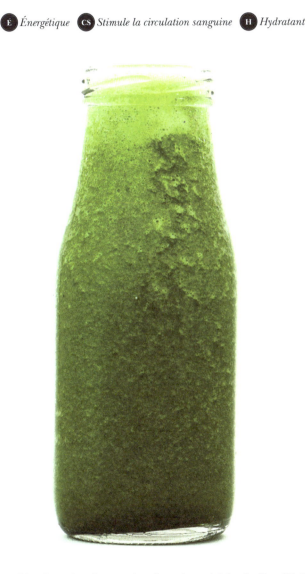

Dans un blender, mixez les tranches de melon miel, les feuilles d'épinard, les morceaux de concombre, le thé vert, le jus de citron et le gingembre afin d'obtenir une texture lisse. Servez dans 1 verre.

CHOCO & SPIRULINE

Pour 1 personne
Préparation : 5 minutes

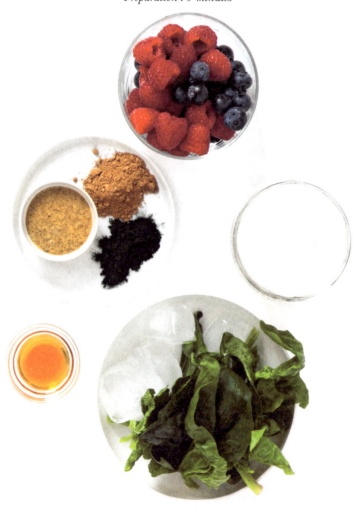

INGRÉDIENTS

1 poignée de feuilles d'épinard • 200 g de fruits rouges
250 ml de boisson de riz (ou lait de coco) • 1 cuillerée à soupe de purée d'amandes
4 glaçons • 1 cuillerée à soupe de sirop d'érable • 1 cuillerée à soupe de cacao cru
en poudre • 1 cuillerée à café de spiruline en poudre

La spiruline, composée d'environ 60 % de protéines, vous donne de l'énergie pour toute la journée.

AI *Anti-inflammatoire*   **SI** *Renforce le système immunitaire*   **SM** *Source de minéraux*

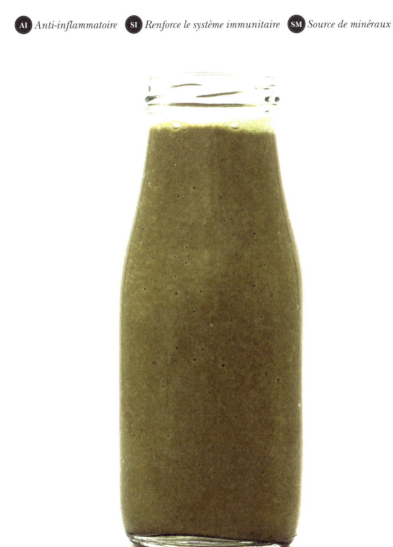

Dans un blender, mixez les feuilles d'épinard, les fruits rouges, la boisson de riz, la purée d'amandes, les glaçons, le sirop d'érable, le cacao cru et la spiruline afin d'obtenir une texture lisse. Servez dans 1 verre.

BROCO BANANE

Pour 1 personne
Préparation : 5 minutes

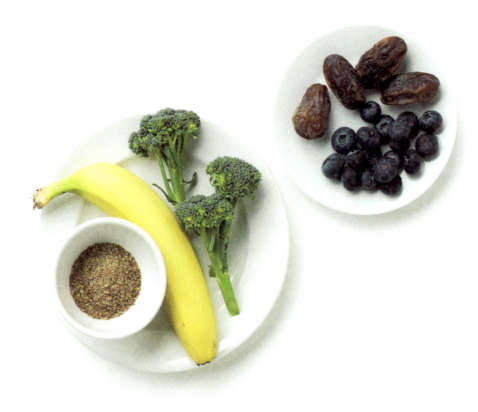

INGRÉDIENTS

1 banane pelée et hachée • 100 g de bouquets de brocoli • 80 g de myrtilles
4 dattes medjool dénoyautées • 2 cuillerées à soupe de graines de lin moulues

Les brocolis concentrent une grande quantité de calcium et de vitamine K, tous deux bons pour les os.

I *Stimule l'immunité* **B** *Bon pour le cerveau* **D** *Facilite la digestion*

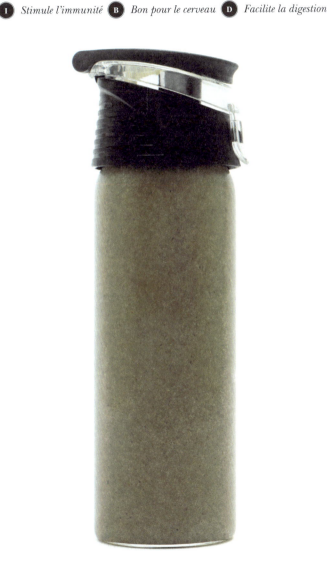

Mixez tous les ingrédients dans un blender avec 250 ml d'eau jusqu'à l'obtention d'une texture lisse.

AVOCAT & ORANGE

Pour 1 personne
Préparation : 5 minutes

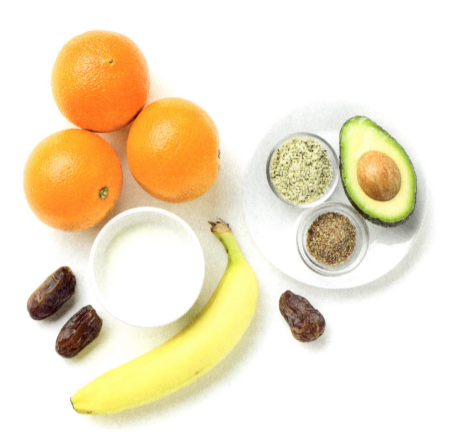

INGRÉDIENTS

Le jus de 3 oranges • ½ avocat dénoyauté et pelé • 1 banane pelée et hachée
60 ml de yaourt nature • 2 cuillerées à soupe de graines de chanvre décortiquées
1 cuillerée à soupe de graines de lin moulues • 3 dattes medjool dénoyautées

L'avocat, les graines de lin et de chanvre contiennent des acides gras
qui contribuent au bon fonctionnement du cerveau.

S *Embellit la peau*   **P** *Source de protéines*   **V** *Riche en vitamines*

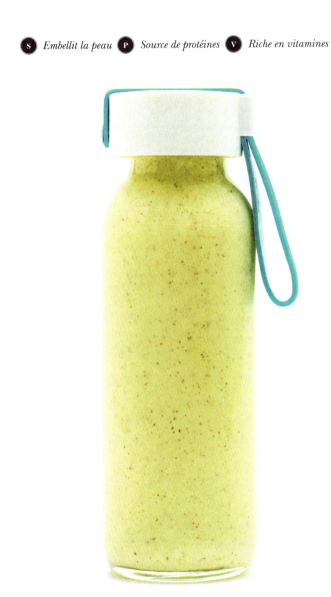

Mixez tous les ingrédients dans un blender jusqu'à l'obtention d'une texture lisse.
Ajoutez de l'eau si vous trouvez le smoothie trop épais.

COCKTAIL AUX TROIS RAISINS

Pour 1 personne
Préparation : 5 minutes

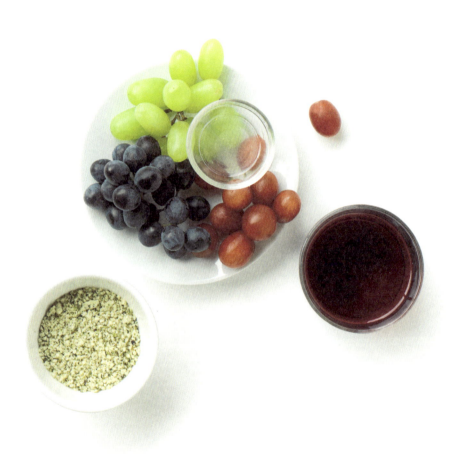

INGRÉDIENTS

230 ml de jus de raisin • 80 g de raisin rouge
80 g de raisin noir • 80 g de raisin blanc • Le jus de ½ citron
3 cuillerées à soupe de graines de chanvre décortiquées

Le raisin est riche en vitamines A, C, B6 et en folate.

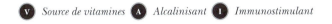 *Source de vitamines* **A** *Alcalinisant* **I** *Immunostimulant*

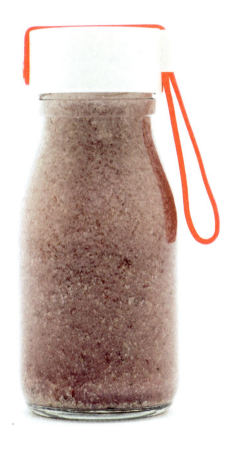

Mixez tous les ingrédients dans un blender jusqu'à l'obtention d'une texture lisse.

BIEN-ÊTRE À LA NOIX

Pour 1 personne
Préparation : 5 minutes

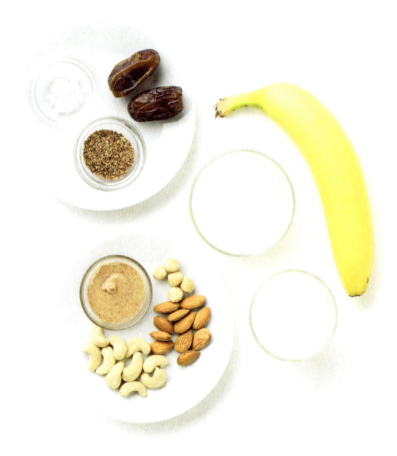

INGRÉDIENTS

230 ml de lait d'amande • 120 ml d'eau de coco • 10 amandes crues
10 noix de cajou crues • 5 noisettes décortiquées
1 banane pelée et hachée • 2 dattes medjool dénoyautées
1 cuillerée à soupe de beurre de cacahuètes naturel onctueux
1 cuillerée à soupe de graines de lin moulues • 1 pincée de sel marin

Les fruits à coque sont riches en acides gras, en fibres, en protéines, en magnésium et en vitamine E.

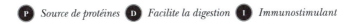 *Source de protéines* *Facilite la digestion* *Immunostimulant*

Mixez tous les ingrédients dans un blender jusqu'à l'obtention d'une texture lisse.

BASILIC ROSE

Pour 1 personne
Préparation : 5 minutes

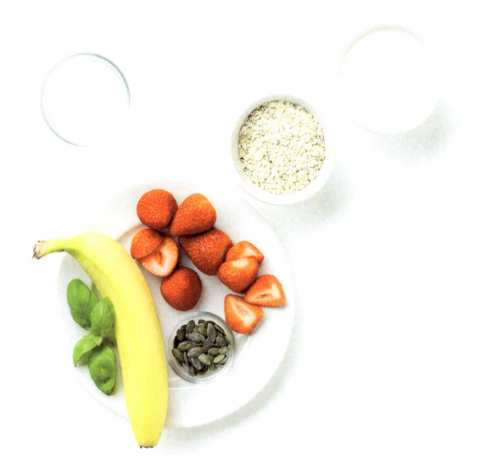

INGRÉDIENTS

230 ml d'eau de coco • 1 banane pelée et hachée
150 g de fraises coupées en deux • 120 ml de yaourt nature
60 g de flocons d'avoine • 1 cuillerée à soupe de graines de courge
4 feuilles de basilic

Le basilic a des propriétés antibactériennes qui stimulent le système immunitaire.

H *Hydratant*   **D** *Favorise la digestion*   **P** *Source de protéines*

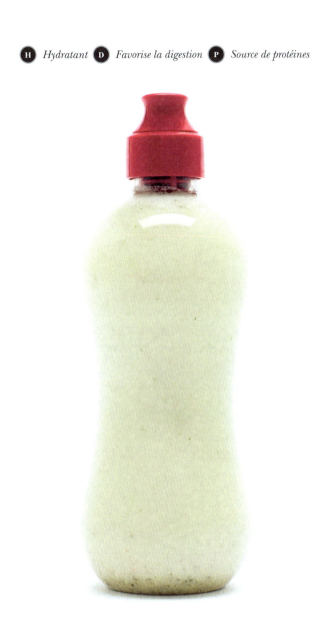

Mixez tous les ingrédients dans un blender jusqu'à l'obtention d'une texture lisse.

GREEN PÊCHE

Pour 1 personne
Préparation : 5 minutes

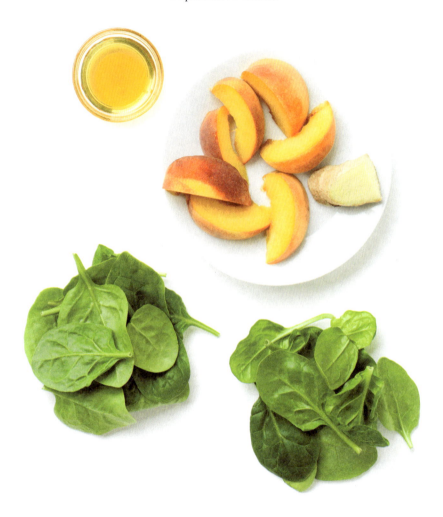

INGRÉDIENTS

2 poignées de jeunes pousses d'épinard • 2,5 cm de gingembre pelé
160 g de quartiers de pêche (fraîche ou surgelée) • 2 cuillerées à café de miel brut

Les pêches sont bénéfiques pour nos cellules et nos nerfs car elles sont une source importante de thiamine, de riboflavine et de vitamine B6.

B *Fortifie les os* **B** *Stimule le sang* **I** *Booste l'immunité*

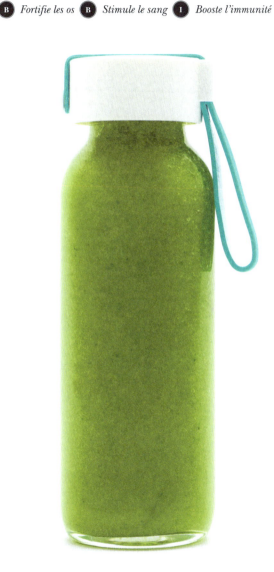

Mixez tous les ingrédients dans un blender avec 250 ml d'eau jusqu'à l'obtention d'une texture lisse.

CHOC AMANDE

Pour 1 personne
Préparation : 5 minutes

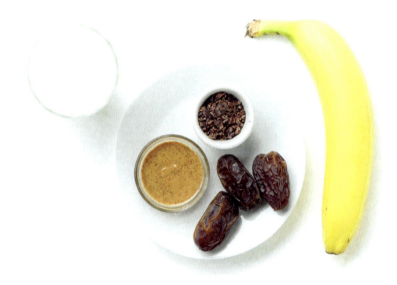

INGRÉDIENTS

230 ml de lait d'amande • 1 banane pelée et hachée
1 cuillerée à soupe de purée d'amandes naturelle et onctueuse
3 dattes medjool dénoyautées • 1 cuillerée à soupe de pépites de cacao cru

Le cacao est la plus grande source végétale de fer.

B *Stimule la circulation sanguine* **P** *Source de protéines* **S** *Embellit la peau*

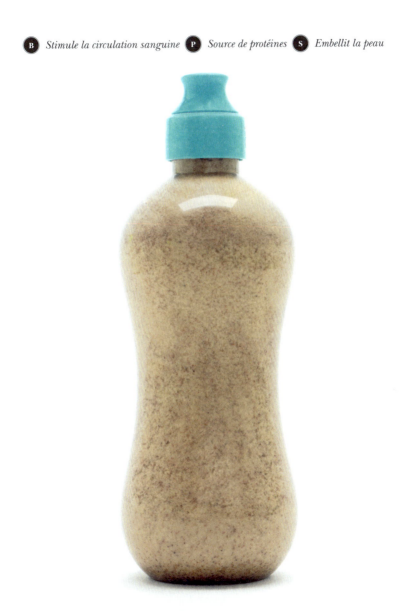

Mixez tous les ingrédients dans un blender jusqu'à l'obtention d'une texture lisse.

SMOOTHIES PROTÉINÉS

*Il n'est pas toujours évident d'avoir
un apport suffisant en protéines.
Dans ce chapitre, vous trouverez
de nombreux conseils qui vous aideront
à combler tous vos besoins.*

Avocat protéiné • Douceur green • Pastèque &
gingembre • Eau de cerise • Haricot & Goji
Sarrasin quatre-épices • Brocoli • Mangue & cajou
Melon & coco • Goji & cajou • Avoine & tofu
Passionamande • Lait framboise
Citron vert & mangue épicés • Moka & cajou
Coco & cranberry • Cajou & myrtille
Lait citrouille

AVOCAT PROTÉINÉ

Pour 1 personne
Préparation : 5 minutes

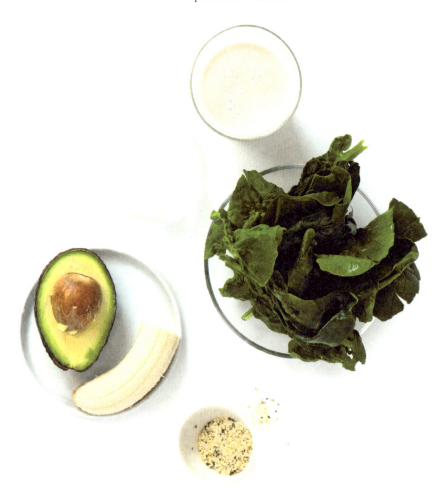

INGRÉDIENTS

½ avocat pelé, dénoyauté et émincé • 2 poignées de feuilles d'épinard
½ banane pelée et coupée en rondelles • 250 ml de boisson de noix de cajou
2 glaçons • 2 cuillerées à soupe de graines de chanvre décortiquées

L'avocat est riche en potassium, qui contribue à réguler l'hypertension artérielle.

SV *Source de vitamines* **PE** *Bénéfique pour la peau* **SM** *Source de minéraux*

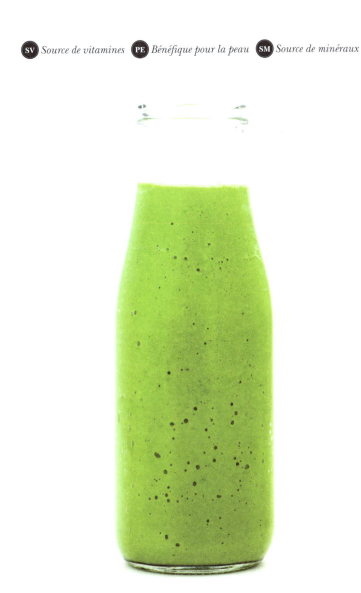

Dans un blender, mixez l'avocat, les feuilles d'épinard, les rondelles de banane, la boisson de noix de cajou, les glaçons et les graines de chanvre afin d'obtenir une texture lisse. Servez dans 1 verre.

97

DOUCEUR GREEN

Pour 1 personne
Préparation : 5 minutes

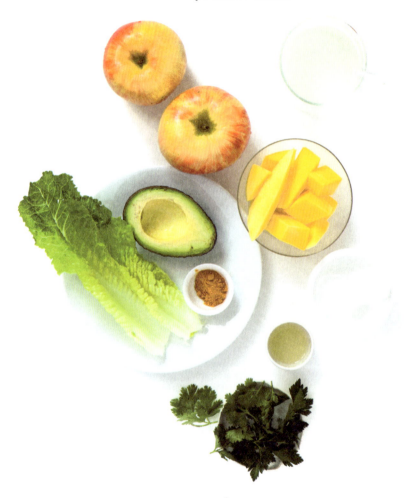

INGRÉDIENTS

½ avocat, pelé, dénoyauté et émincé • 2 feuilles de laitue romaine ciselées
150 g de mangue pelée et coupée en morceaux • 2 pommes épépinées et coupées
en morceaux • 250 ml d'eau de coco • 1 cuillerée à soupe de jus de citron
2 glaçons • 2 cuillerées à soupe de persil ciselé
1 cuillerée à soupe de coriandre ciselée • ½ cuillerée à café de curcuma en poudre

La laitue romaine est riche en vitamines C et K. La vitamine K participe à une bonne coagulation du sang et renforce les os.

AI *Anti-inflammatoire*   **SI** *Renforce le système immunitaire*   **PS** *Purifie le sang*

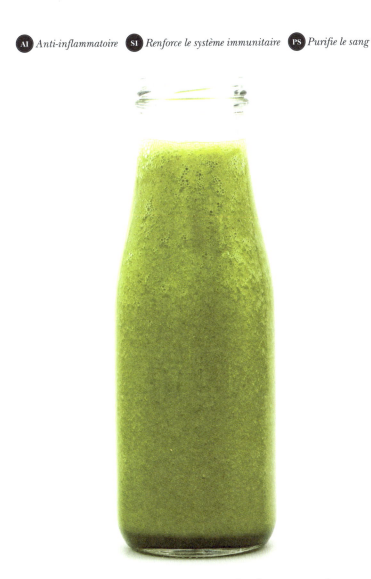

Dans un blender, mixez l'avocat, la laitue romaine, les morceaux de mangue et de pomme, l'eau de coco, le jus de citron, les glaçons, le persil, la coriandre et le curcuma afin d'obtenir une texture lisse. Si le mélange est trop épais à votre goût, ajoutez de l'eau afin d'obtenir la consistance désirée. Servez dans 1 verre.

PASTÈQUE & GINGEMBRE

Pour 1 personne
Préparation : 5 minutes

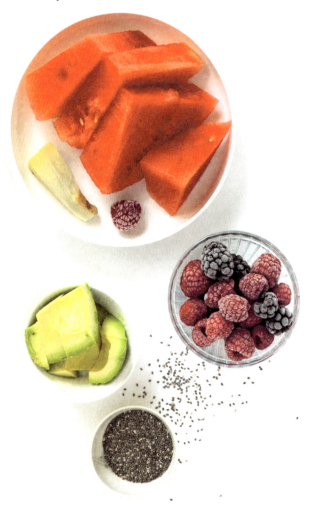

INGRÉDIENTS

½ avocat, pelé, dénoyauté et émincé • 200 g de pastèque pelée, épépinée et coupée
en morceaux • 200 g de fruits rouges • 250 ml d'eau de coco
2 cuillerées à café de graines de chia • 2,5 cm de gingembre pelé

Le gingembre regorge de propriétés anti-inflammatoires et s'avère particulièrement efficace pour soulager les courbatures.

CS *Stimule la circulation sanguine* **É** *Énergétique* **SI** *Renforce le système immunitaire*

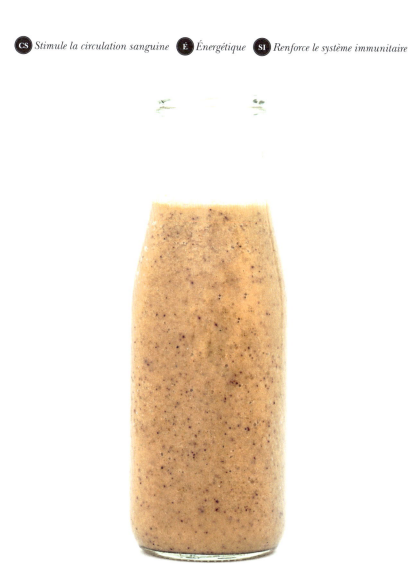

Dans un blender, mixez l'avocat, les morceaux de pastèque, les fruits rouges, l'eau de coco, les graines de chia et le gingembre afin d'obtenir une texture lisse. Si le mélange est trop épais à votre goût, ajoutez de l'eau minérale ou de l'eau de coco afin d'obtenir la consistance désirée. Servez dans 1 verre.

EAU DE CERISE

Pour 2 personnes
Préparation : 5 minutes

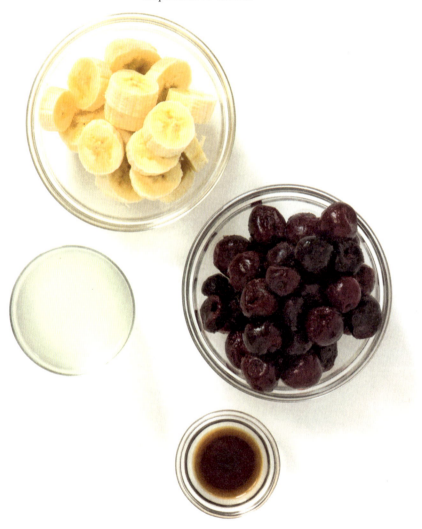

INGRÉDIENTS

300 g de cerises dénoyautées • 2 bananes pelées et coupées en rondelles
400 ml d'eau de coco • 1 cuillerée à café d'extrait de vanille

La cerise contient de la mélatonine, qui améliore la qualité du sommeil.

SV *Source de vitamines*   **SI** *Renforce le système immunitaire*   **E** *Énergétique*

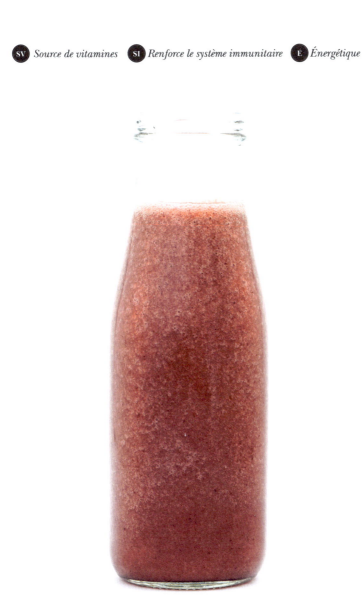

Dans un blender, mixez les cerises, les rondelles de banane, l'eau de coco
et l'extrait de vanille afin d'obtenir une texture lisse. Répartissez dans 2 verres.

HARICOT & GOJI

Pour 2 personnes
Préparation : 5 minutes

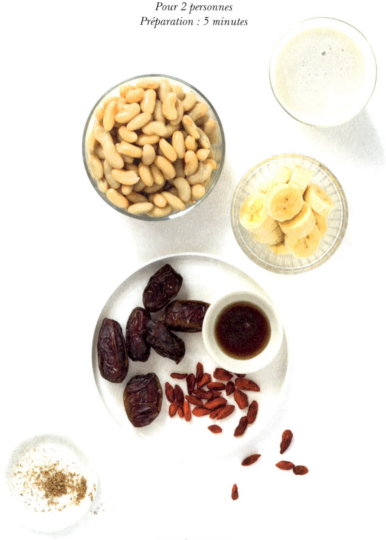

INGRÉDIENTS

400 g de haricots cannellini en conserve rincés et égouttés
1 banane pelée et coupée en rondelles • 6 dattes Medjool dénoyautées
1 cuillerée à soupe de baies de goji • 250 ml de boisson de graines de courge
1 cuillerée à soupe de sirop d'érable • 1 pincée de noix de muscade moulue

Les haricots cannellini contiennent plus de 7 g de protéines par boîte. Ils sont riches en fibres, ce qui leur permet de réguler la glycémie.

AI *Anti-inflammatoire*   **PE** *Bénéfique pour la peau*   **É** *Énergétique*

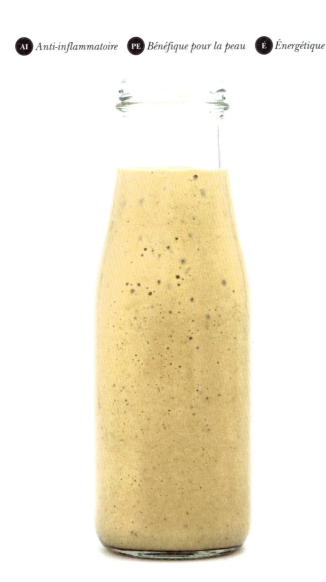

Dans un blender, mixez les haricots cannellini, les rondelles de banane, les dattes Medjool, les baies de goji, la boisson de graines de courge, le sirop d'érable et la noix de muscade avec 250 ml d'eau afin d'obtenir une texture lisse.
Répartissez dans 2 verres.

SARRASIN QUATRE-ÉPICES

Pour 1 personne
Préparation & cuisson : 10 minutes

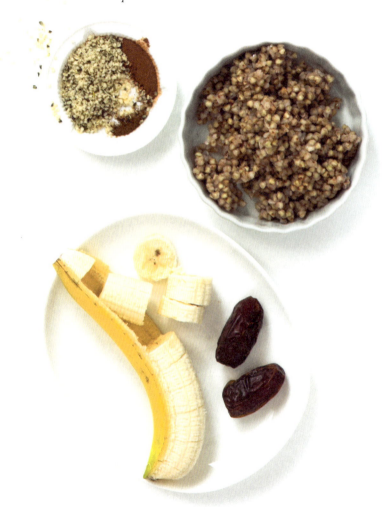

INGRÉDIENTS

1 banane pelée et coupée en rondelles • 2 dattes Medjool dénoyautées
50 g de gruau de sarrasin cuit (30 g cru) • 1 cuillerée à soupe de graines de chanvre
écalées • ½ cuillerée à café de cannelle moulue • 1 pincée de mélange quatre-épices

Le sarrasin est une excellente source de cuivre, de magnésium et de phosphore,
mais aussi d'antioxydants pour prévenir les maladies.

SM *Source de minéraux*   **M** *Booste le métabolisme*   **O** *Renforce les os*

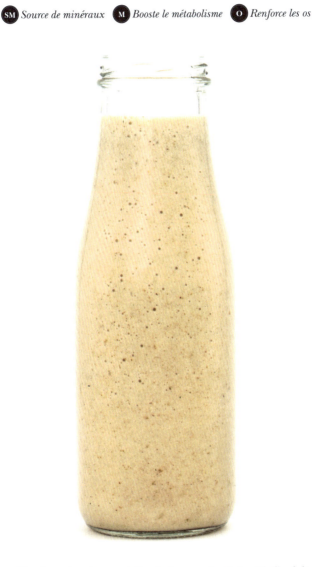

Dans un blender, mixez les rondelles de banane, les dattes Medjool, le gruau
de sarrasin cuit, les graines de chanvre, la cannelle et le mélange quatre-épices avec
250 ml d'eau afin d'obtenir une texture lisse. Servez dans 1 verre.

BROCOLI

Pour 2 personnes
Préparation : 5 minutes

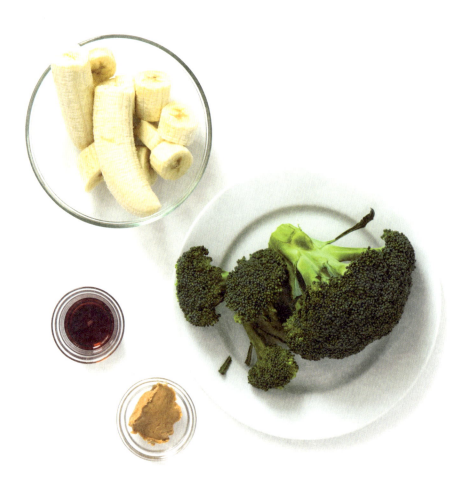

INGRÉDIENTS

150 g de brocoli coupé détaillé en fleurettes • 2 bananes pelées et coupées en rondelles
1 cuillerée à soupe de sirop d'érable • 1 cuillerée à soupe de purée de noix de cajou

Le brocoli contient énormément de vitamines A et K
et aide à mieux stocker la vitamine D.

SM *Source de minéraux*   **PE** *Bénéfique pour la peau*   **C** *Renforce le corps*

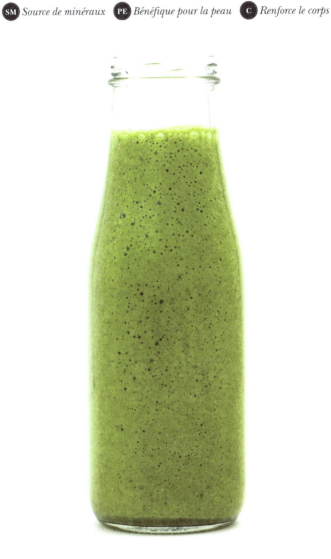

Dans un blender, mixez les fleurettes de brocoli, les rondelles de banane, le sirop
d'érable et la purée de noix de cajou avec 250 ml d'eau afin d'obtenir
une texture lisse. Répartissez dans 2 verres.

MANGUE & CAJOU

Pour 1 personne
Préparation : 5 minutes

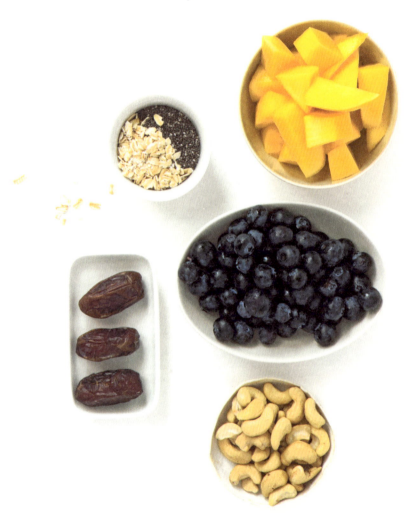

INGRÉDIENTS

50 g de noix de cajou • 1 mangue pelée dénoyautée et coupée en morceaux
3 dattes Medjool dénoyautées • 100 g de myrtilles
1 cuillerée à soupe de graines de chia • 1 cuillerée à soupe de flocons d'avoine

Les noix de cajou contiennent des vitamines E, K et B6 ainsi que des minéraux comme du cuivre, du phosphore, du zinc, du magnésium, du fer et du sélénium.

O *Renforce les os* **D** *Facilite la digestion* **É** *Énergétique*

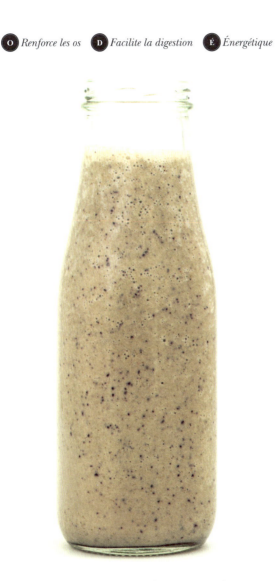

Dans un blender, mixez les noix de cajou, les morceaux de mangue, les dattes Medjool, les myrtilles, les graines de chia et les flocons d'avoine avec 250 ml d'eau afin d'obtenir une texture lisse. Si le mélange est trop épais à votre goût, ajoutez de l'eau afin d'atteindre la consistance désirée. Servez dans 1 verre.

MELON & COCO

Pour 1 personne
Préparation : 5 minutes

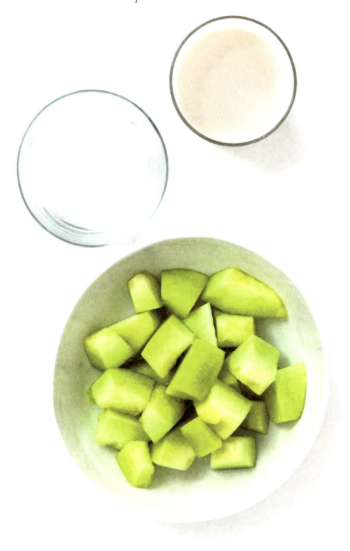

INGRÉDIENTS

400 g de melon miel • 250 ml de lait de coco • 4 glaçons

Le melon contient plusieurs vitamines B, grâce auxquelles le corps se débarrasse des toxines, source de maladies.

SI *Renforce le système immunitaire* **PE** *Bénéfique pour la peau* **O** *Renforce les os*

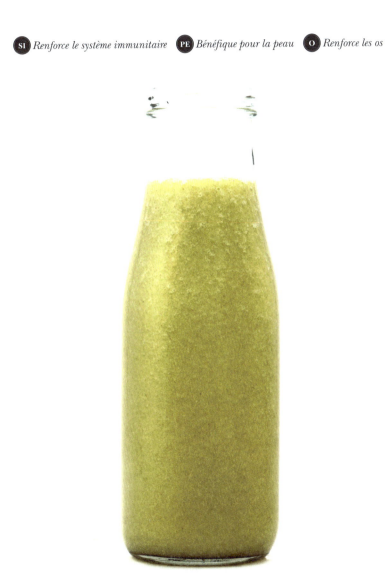

Dans un blender, mixez le melon miel, le lait de coco et les glaçons afin d'obtenir une texture lisse. Si le mélange est trop épais à votre goût, ajoutez de l'eau afin d'atteindre la consistance désirée. Servez dans 1 verre.

GOJI & CAJOU

Pour 1 personne
Préparation : 5 minutes

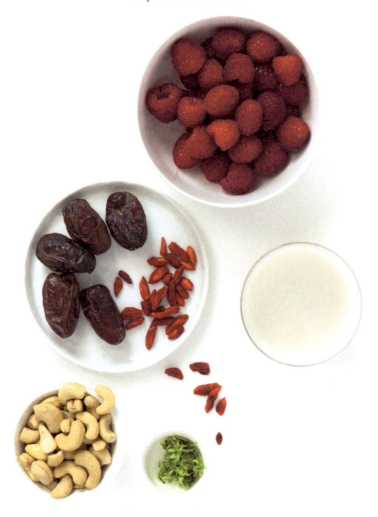

INGRÉDIENTS

60 g de noix de cajou non salées • 200 g de framboises
1 cuillerée à soupe de baies de goji • 5 dattes Medjool dénoyautées
1 cuillerée à café de zeste de citron vert • 250 ml de boisson d'avoine

Les baies de goji sont riches en antioxydants, comme la zéaxanthine, traitement naturel contre la dégénérescence maculaire

SV *Source de vitamines*   **SI** *Renforce le système immunitaire*   **AI** *Anti-inflammatoire*

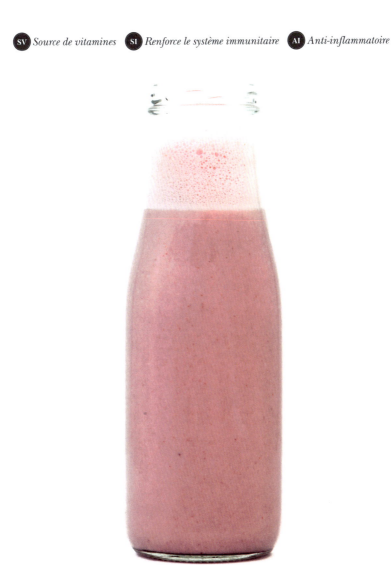

Dans un blender, mixez les noix de cajou, les framboises, les baies de goji, les dattes Medjool, le zeste de citron vert et la boisson d'avoine afin d'obtenir une texture lisse. Servez dans 1 verre.

115

AVOINE & TOFU

Pour 1 personne
Préparation : 5 minutes

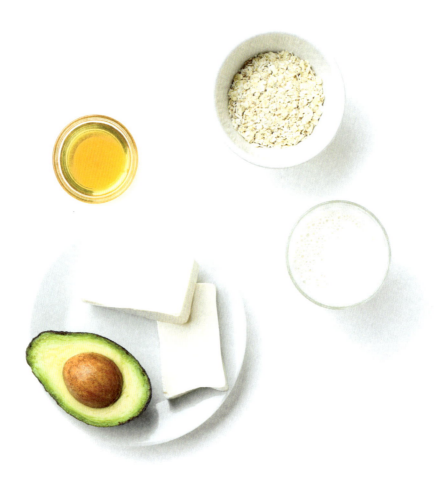

INGRÉDIENTS

240 ml de lait d'amande • 45 g de flocons d'avoine • 130 g de tofu soyeux ferme
1 cuillerée à soupe de miel brut • ½ avocat dénoyauté et pelé

Le tofu est une excellente source d'acides aminés, de fer et de calcium.

S *Embellit la peau* **V** *Source de vitamines* **P** *Riche en protéines*

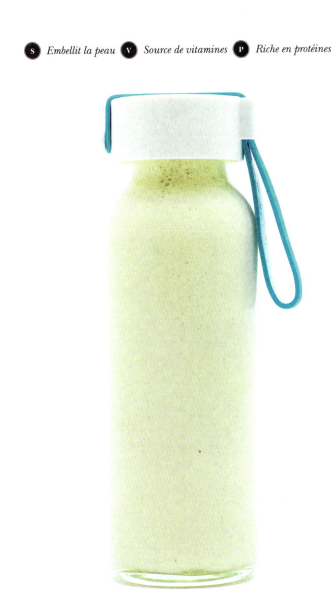

Mixez tous les ingrédients dans un blender jusqu'à l'obtention d'une texture lisse.

PASSIONAMANDE

Pour 1 personne
Préparation : 5 minutes

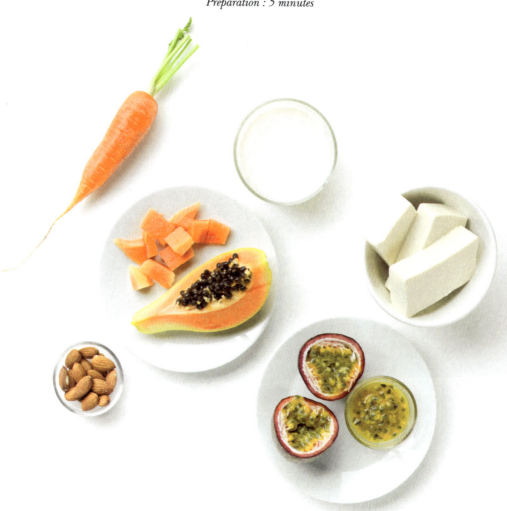

INGRÉDIENTS

240 ml de lait d'amande • 70 g de papaye pelée, épépinée et hachée
2 fruits de la Passion (n'utilisez que la pulpe) • 1 carotte pelée
130 g de tofu soyeux ferme • 1 cuillerée à soupe d'amandes crues

Les fruits de la Passion sont une source importante de fer végétal.

D *Facilite la digestion*   **V** *Source de vitamines*   **P** *Riche en protéines*

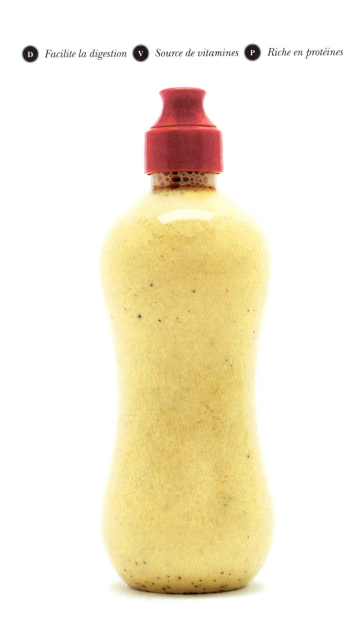

Mixez tous les ingrédients dans un blender jusqu'à l'obtention d'une texture lisse.

LAIT FRAMBOISE

Pour 1 personne
Préparation : 5 minutes

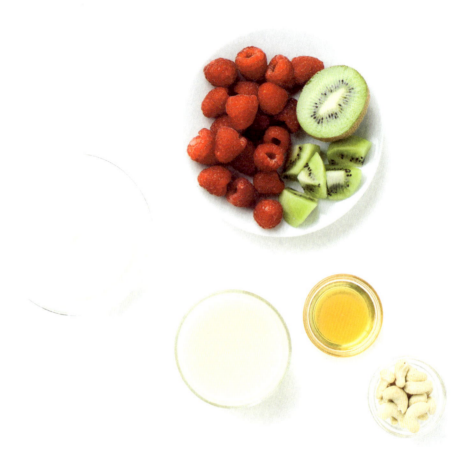

INGRÉDIENTS

150 ml de boisson d'avoine • 125 g de framboises • 1 kiwi pelé
100 ml de yaourt nature • 1 cuillerée à café de miel brut
1 cuillerée à soupe de noix de cajou crues

Les framboises regorgent de vitamine C. Celle-ci est nécessaire à la croissance et à la régénération des cellules du corps.

V *Source de vitamines*   **D** *Facilite la digestion*   **P** *Riche en protéines*

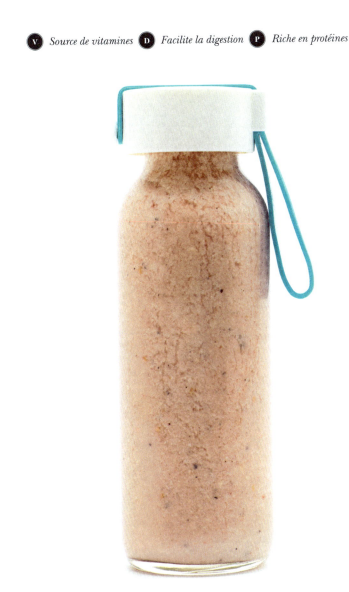

Mixez tous les ingrédients dans un blender jusqu'à l'obtention d'une texture lisse.

CITRON VERT & MANGUE ÉPICÉS

Pour 1 personne
Préparation : 5 minutes

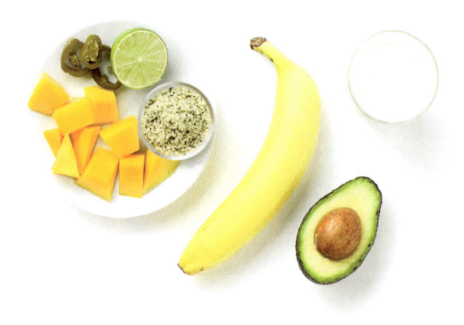

INGRÉDIENTS

240 ml de lait d'amande • 1 banane pelée et hachée
100 g de mangue coupée en morceaux
3 rondelles de piment jalapeño mariné • ½ avocat dénoyauté et pelé
2 cuillerées à soupe de graines de chanvre décortiquées • Le jus de ½ citron vert

Riches en potassium, les mangues contiennent aussi beaucoup de calcium, de fer, de magnésium et de phosphore.

P *Source de protéines*　**S** *Embellit la peau*　**V** *Riche en vitamines*

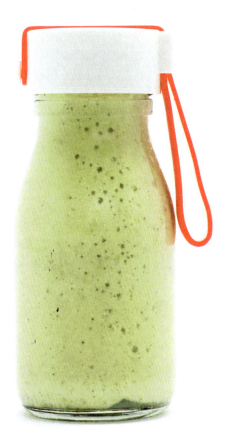

Mixez tous les ingrédients dans un blender jusqu'à l'obtention d'une texture lisse.

MOKA & CAJOU

Pour 1 personne
Préparation : 5 minutes

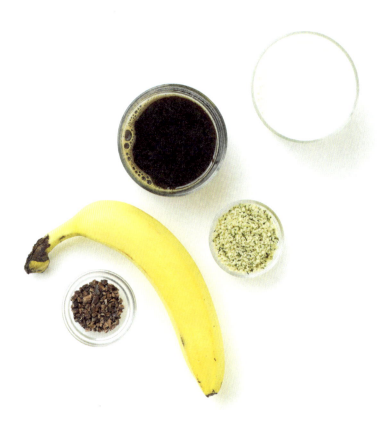

INGRÉDIENTS

240 ml de boisson de noix de cajou • 1 banane pelée et hachée
120 ml de café filtré refroidi
2 cuillerées à soupe de graines de chanvre décortiquées
1 cuillerée à soupe de pépites de cacao cru

La boisson de noix de cajou est une bonne source de fibres et de vitamine E.

E *Énergisant* **P** *Source de protéines* **B** *Fortifie les os*

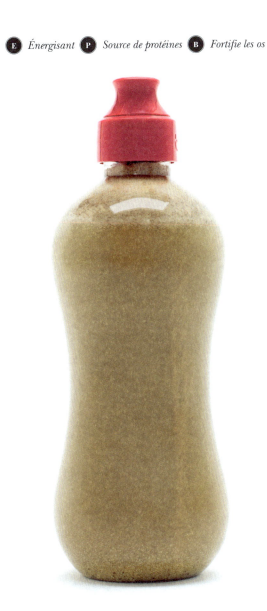

Mixez tous les ingrédients dans un blender jusqu'à l'obtention d'une texture lisse.

COCO & CRANBERRY

Pour 1 personne
Préparation : 5 minutes

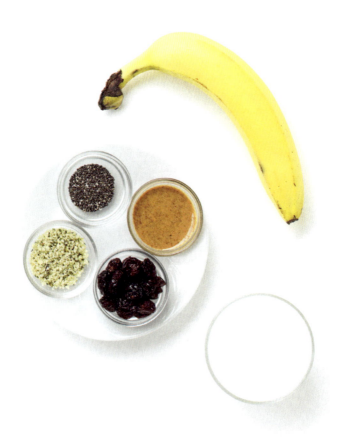

INGRÉDIENTS

240 ml de lait de coco sans sucres ajoutés
1 banane pelée et hachée • 30 g de cranberries séchées
1 cuillerée à soupe de purée d'amandes naturelle et onctueuse
1 cuillerée à soupe de graines de chanvre décortiquées
½ cuillerée à soupe de graines de chia

Les cranberries séchées sont une bonne source de vitamines C et A et de folate.

P *Source de protéines* **M** *Riche en minéraux* **B** *Fortifie les os*

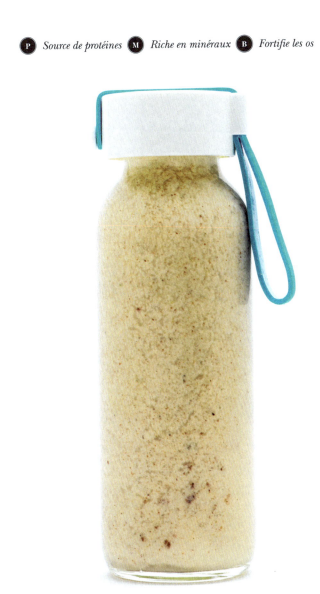

Mixez tous les ingrédients dans un blender jusqu'à l'obtention d'une texture lisse.

CAJOU & MYRTILLE

Pour 1 personne
Préparation : 5 minutes

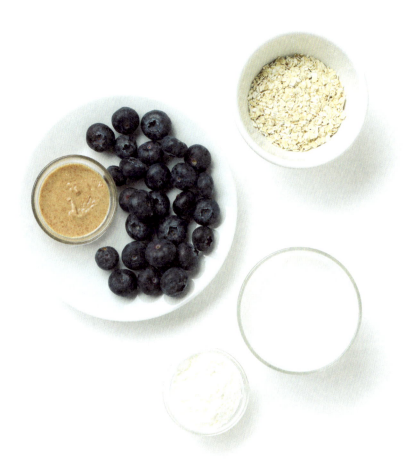

INGRÉDIENTS

240 ml de boisson de noix de cajou • 45 g de flocons d'avoine
140 g de myrtilles • 1 dose de protéines en poudre
1 cuillerée à soupe de purée de noix de cajou naturelle

Les myrtilles contribuent à réguler le taux de sucre dans le sang.

P *Source de protéines*   **D** *Facilite la digestion*   **B** *Fortifie les os*

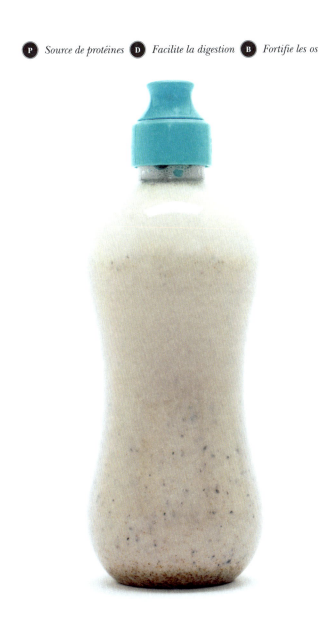

Mixez tous les ingrédients dans un blender jusqu'à l'obtention d'une texture lisse.

LAIT CITROUILLE

Pour 1 personne
Préparation & cuisson : 10 minutes

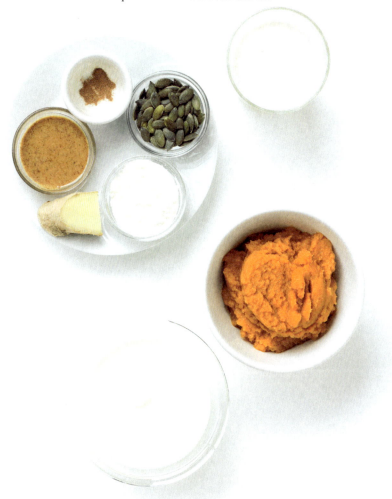

INGRÉDIENTS

120 g de purée de citrouille • 1 cuillerée à soupe de purée d'amandes
naturelle et onctueuse • 1 dose de protéines en poudre • 100 ml de yaourt nature
140 ml de lait d'amande • 2,5 cm de gingembre pelé • 1 pincée de cannelle moulue
1 cuillerée à café de graines de courge

La citrouille est très riche en fibres et en potassium, qui favorisent la digestion.

B *Stimule la circulation sanguine* **A** *Anti-inflammatoire* **P** *Source de protéines*

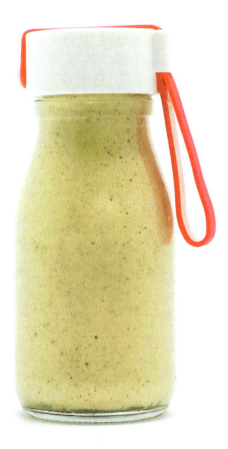

Mixez tous les ingrédients dans un blender jusqu'à l'obtention d'une texture lisse.

CONCENTRÉS DE GLUCIDES

Ces smoothies sont indispensables
pour vous aider à faire
des réserves de glycogène.
Si vous êtes sportif, avant une de vos
séances, et si vous avez du mal
à ingérer suffisamment de glucides,
stimulez-vous en buvant l'un
de ces smoothies.

Cocktail pêchu • Cacao & lin • Patate douce
Verte avoine • Amande énergie • Roquette & son
Haricot & avocat • Totalement noix
Orange douce • Vitapêche • Datte boost
Papaye douce • Lait & betterave • Banane douce
Sarrasin & datte • Abricot & orange

COCKTAIL PÊCHU

Pour 1 personne
Préparation : 5 minutes

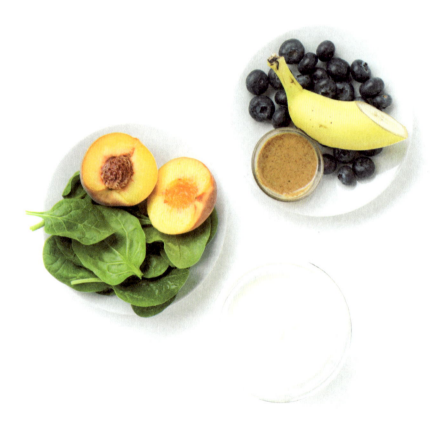

INGRÉDIENTS

120 ml de yaourt nature • ½ banane pelée et hachée • 100 g de myrtilles
1 pêche coupée en deux et dénoyautée • 1 poignée de jeunes pousses d'épinard
1 cuillerée à soupe de purée d'amande naturelle et onctueuse

Les pêches regorgent d'acide folique, de vitamines A, C, E et de potassium.

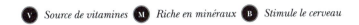 **V** Source de vitamines **M** Riche en minéraux **B** Stimule le cerveau

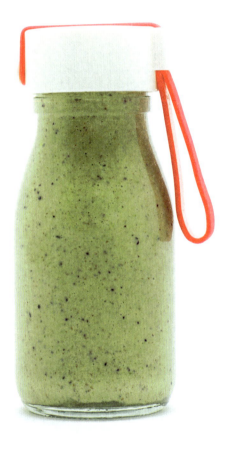

Mixez tous les ingrédients dans un blender avec 120 ml d'eau
jusqu'à l'obtention d'une texture lisse.

CACAO & LIN

Pour 1 personne
Préparation : 5 minutes

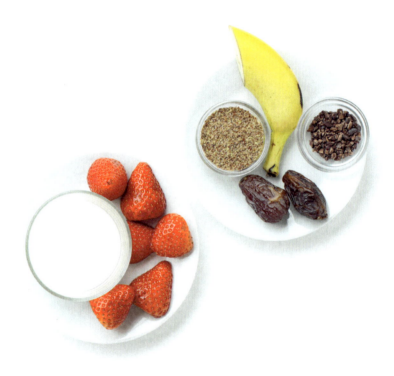

INGRÉDIENTS

80 g de fraises équeutées • ½ banane pelée et hachée
80 ml de yaourt nature • 2 cuillerées à soupe de graines de lin moulues
1 cuillerée à soupe de pépites de cacao cru • 2 dattes medjool dénoyautées

Les graines de lin sont une source importante d'acides gras oméga-3,
qui font baisser le taux de sucre dans le sang.

B *Stimule la circulation sanguine*   **D** *Facilite la digestion*   **V** *Riche en vitamines*

Mixez tous les ingrédients dans un blender avec 160 ml d'eau
jusqu'à l'obtention d'une texture lisse.

137

PATATE DOUCE

Pour 1 personne
Préparation & cuisson : 10 minutes

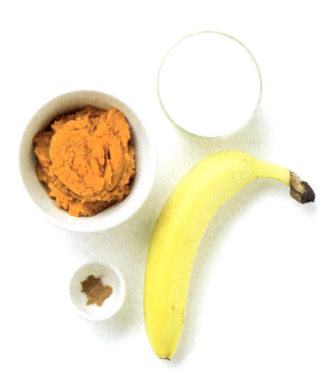

INGRÉDIENTS

240 ml de boisson de riz complet
120 g de patate douce cuite, refroidie et réduite en purée
1 banane pelée et hachée • 1 pincée de cannelle moulue

Les patates douces sont riches en vitamines B6, C et D.

I *Immunostimulant* M *Riche en minéraux* B *Fortifie les os*

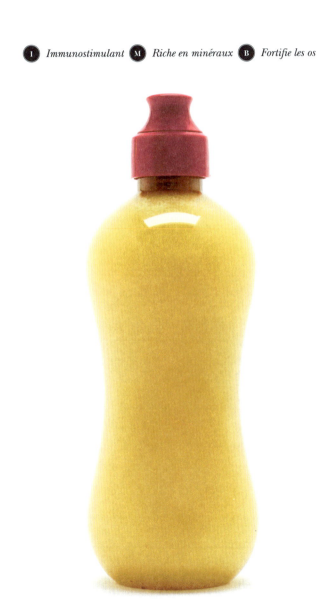

Mixez tous les ingrédients dans un blender jusqu'à l'obtention d'une texture lisse.

VERTE AVOINE

Pour 1 personne
Préparation : 5 minutes

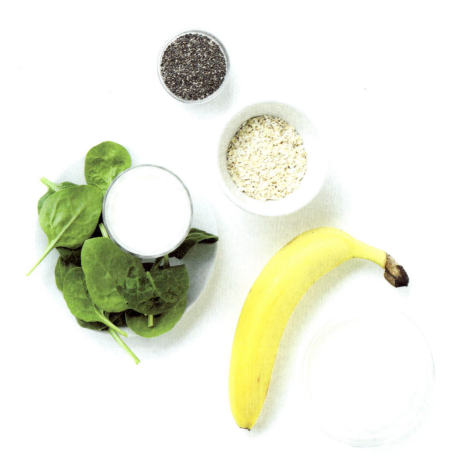

INGRÉDIENTS

120 ml de lait d'amande • 1 poignée de jeunes pousses d'épinard
240 ml de yaourt grec nature • 1 banane pelée et hachée
2 cuillerées à soupe de graines de chia • 30 g de flocons d'avoine

Le yaourt grec regorge de probiotiques qui favorisent la digestion.

D *Facilite la digestion* **P** *Source de protéines* **V** *Riche en vitamines*

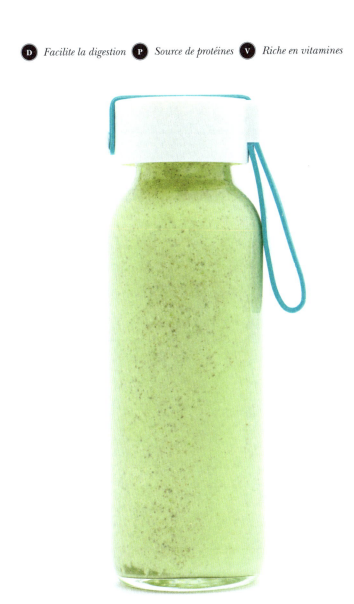

Mixez tous les ingrédients dans un blender jusqu'à l'obtention d'une texture lisse.

AMANDE ÉNERGIE

Pour 1 personne
Préparation : 5 minutes

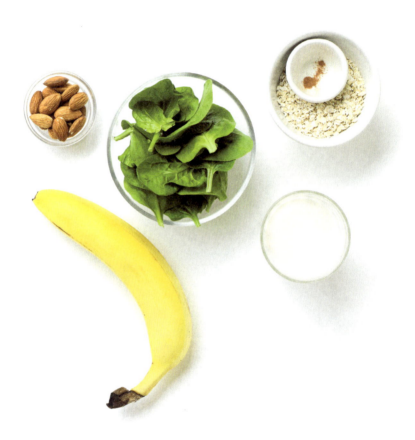

INGRÉDIENTS

240 ml de lait d'amande • 1 poignée de jeunes pousses d'épinard
30 g de flocons d'avoine • 1 banane pelée et hachée
1 pincée de cannelle moulue • 1 cuillerée à soupe d'amandes crues

L'avoine contient une fibre soluble puissante, du bêta-glucane,
qui contribue à faire baisser le cholestérol.

M *Riche en minéraux* **B** *Fortifie les os* **E** *Énergisant*

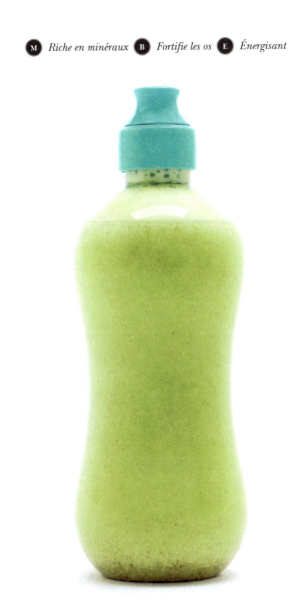

Mixez tous les ingrédients dans un blender jusqu'à l'obtention d'une texture lisse.

143

ROQUETTE & SON

Pour 1 personne
Préparation : 5 minutes

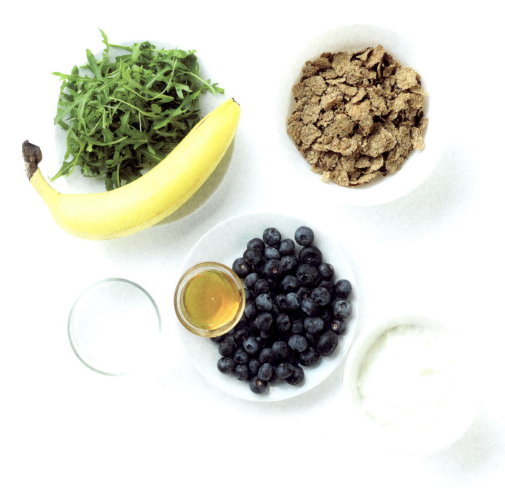

INGRÉDIENTS

180 g de flocons de son • 1 banane pelée et hachée • 100 g de myrtilles
1 poignée de roquette • 100 ml de yaourt grec nature • 200 ml d'eau de coco
1 cuillerée à soupe de miel brut

Riche en fibres, le son contient aussi beaucoup de sélénium.

D *Facilite la digestion* **I** *Immunostimulant* **V** *Source de vitamines*

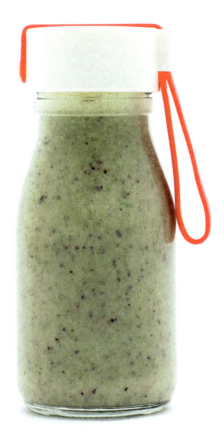

Mixez tous les ingrédients dans un blender jusqu'à l'obtention d'une texture lisse.

HARICOT & AVOCAT

Pour 1 personne
Préparation & cuisson : 10 minutes

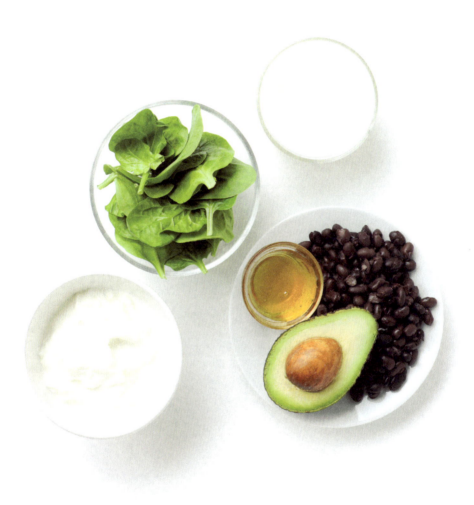

INGRÉDIENTS
60 g de haricots noirs refroidis • 200 ml de boisson de riz
1 poignée de jeunes pousses d'épinard • 120 ml de yaourt grec nature
½ avocat dénoyauté et pelé • 1 cuillerée à soupe de miel brut

Les haricots noirs sont riches en fibres, en potassium, en folate et en vitamine B qui sont excellents pour le cœur.

P *Source de protéines* **S** *Embellit la peau* **M** *Riche en minéraux*

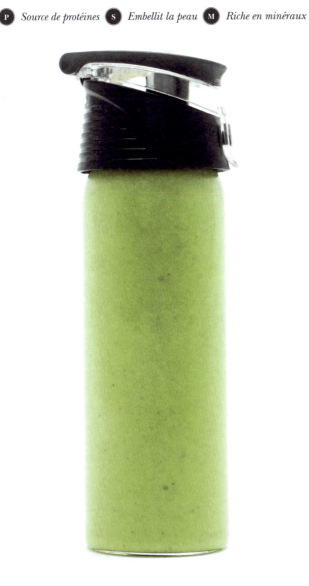

Mixez tous les ingrédients dans un blender jusqu'à l'obtention d'une texture lisse.

TOTALEMENT NOIX

Pour 1 personne
Préparation : 5 minutes

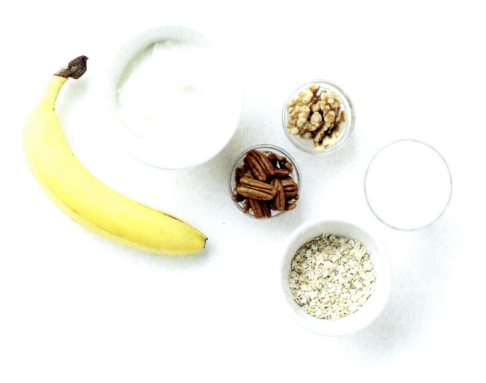

INGRÉDIENTS

120 ml de lait d'amande • 1 banane pelée et hachée
1 petite poignée de noix • 1 petite poignée de noix de pécan
120 ml de yaourt grec nature • 60 g de flocons d'avoine

Riches en acides gras oméga-3, les noix sont une bonne source d'acides gras non insaturés qui sont excellents pour le cœur.

E *Énergisant*   **M** *Riche en minéraux*   **B** *Fortifie les os*

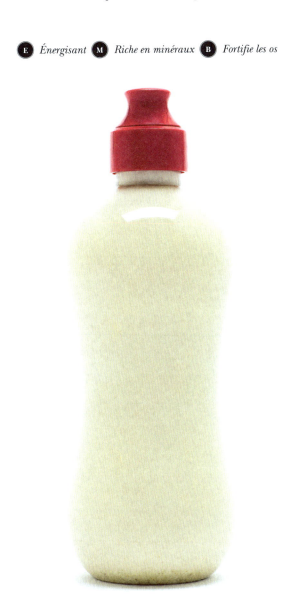

Mixez tous les ingrédients dans un blender jusqu'à l'obtention d'une texture lisse.

ORANGE DOUCE

Pour 1 personne
Préparation & cuisson : 10 minutes

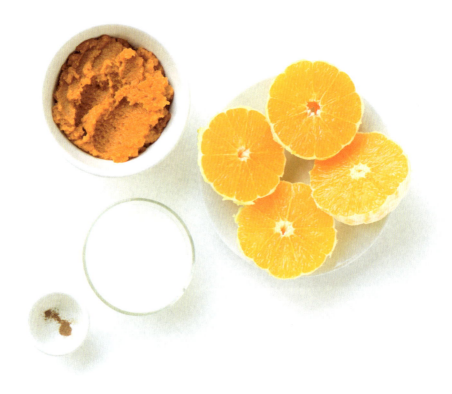

INGRÉDIENTS

240 ml de boisson de riz complet
200 g de patate douce cuite, refroidie et réduite en purée
2 oranges pelées et coupées en deux • 1 pincée de cannelle moulue

Les oranges regorgent de vitamine C, qui stimule le système immunitaire et protège la peau contre les agressions du soleil.

V *Source de vitamines*   **M** *Riche en minéraux*   **E** *Énergisant*

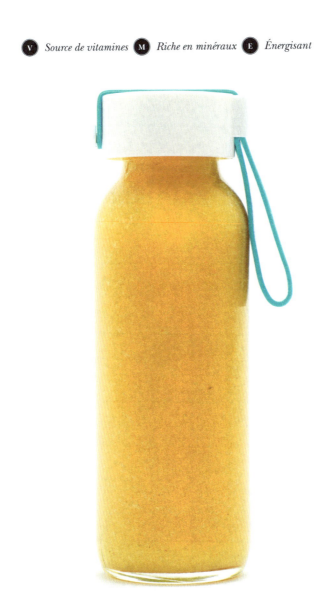

Mixez tous les ingrédients dans un blender jusqu'à l'obtention d'une texture lisse.

VITAPÊCHE

Pour 1 personne
Préparation & cuisson : 10 minutes

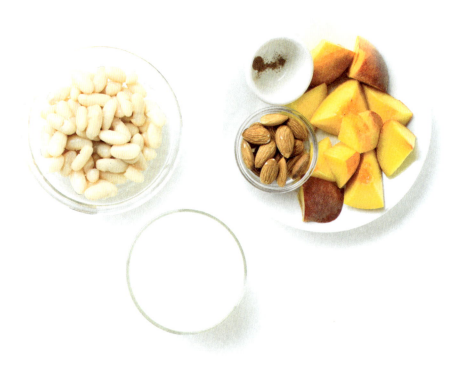

INGRÉDIENTS

100 g de haricots cannellini cuits et refroidis • 240 ml de boisson de riz
200 g de pêche coupée en morceaux • 1 cuillerée à soupe d'amandes crues
1 pincée de cannelle moulue

Les haricots cannellini sont truffés d'antioxydants, de fer et de fibres alimentaires.

P *Source de protéines*　**I** *Immunostimulant*　**V** *Riche en vitamines*

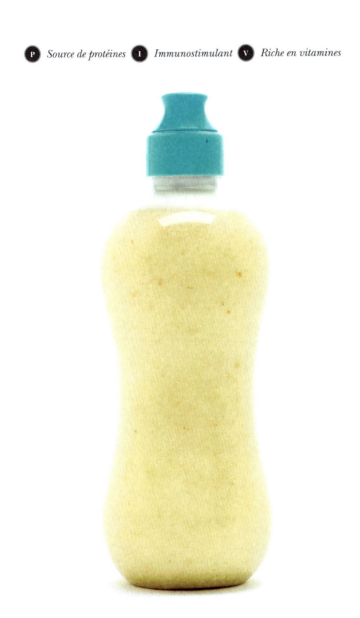

Mixez tous les ingrédients dans un blender jusqu'à l'obtention d'une texture lisse.

DATTE BOOST

Pour 1 personne
Préparation : 5 minutes

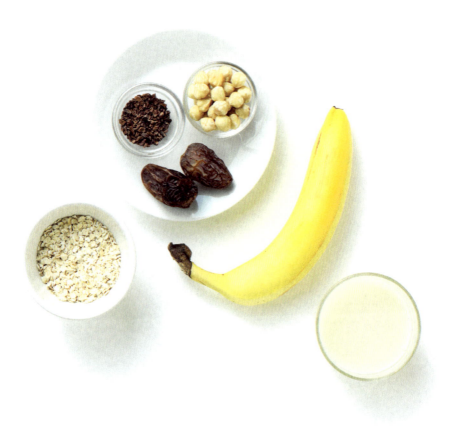

INGRÉDIENTS

240 ml de boisson d'avoine • 1 banane pelée et hachée
2 dattes medjool dénoyautées • 1 cuillerée à soupe de noisettes mondées
1 cuillerée à café de pépites de cacao cru

Les noisettes sont riches en vitamine E qui contribue à garder la peau, les cheveux et les ongles en bonne santé.

P *Source de protéines*   **D** *Favorise la digestion*   **B** *Stimule la circulation sanguine*

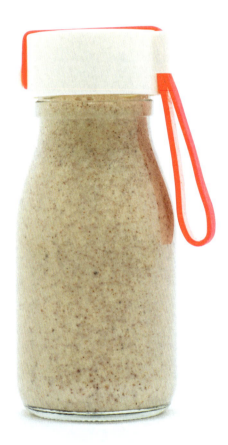

Mixez tous les ingrédients dans un blender jusqu'à l'obtention d'une texture lisse.

PAPAYE DOUCE

Pour 1 personne
Préparation & cuisson : 10 minutes

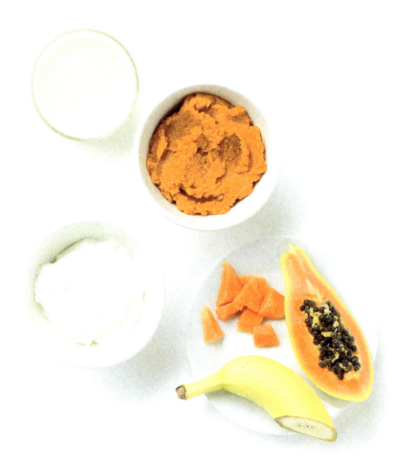

INGRÉDIENTS

200 g de patate douce cuite, refroidie et réduite en purée
120 ml de yaourt grec nature • 120 ml de boisson de soja
1 petite papaye pelée, épépinée et coupée en morceaux
½ banane pelée et hachée

La papaye regorge d'antioxydants, qui réduisent les inflammations.

D *Facilite la digestion* **S** *Embellit la peau* **B** *Fortifie les os*

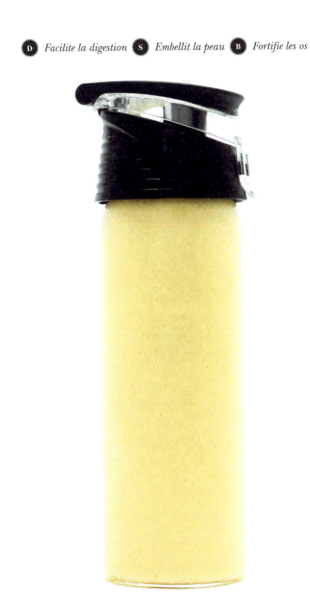

Mixez tous les ingrédients dans un blender jusqu'à l'obtention d'une texture lisse.

LAIT & BETTERAVE

Pour 1 personne
Préparation : 5 minutes

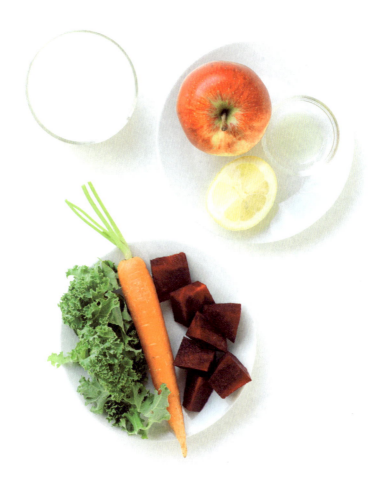

INGRÉDIENTS

240 ml de boisson de riz • 1 petite betterave • 1 carotte pelée
1 poignée de chou frisé • Le jus de ½ citron • 1 pomme évidée

Les betteraves sont une bonne source de manganèse, bénéfique pour les os, le foie, les reins et le pancréas.

M *Riche en minéraux*   **V** *Source de vitamines*   **I** *Immunostimulant*

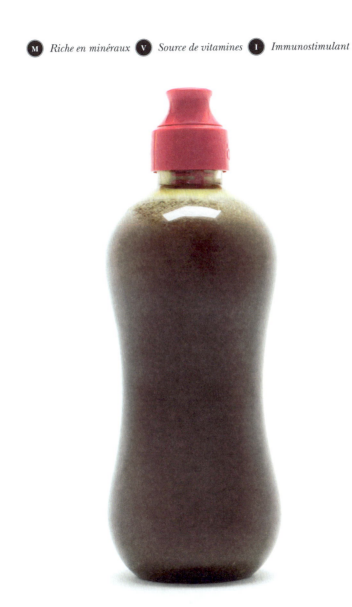

Mixez tous les ingrédients dans un blender jusqu'à l'obtention d'une texture lisse.

159

BANANE DOUCE

Pour 1 personne
Préparation & cuisson : 10 minutes

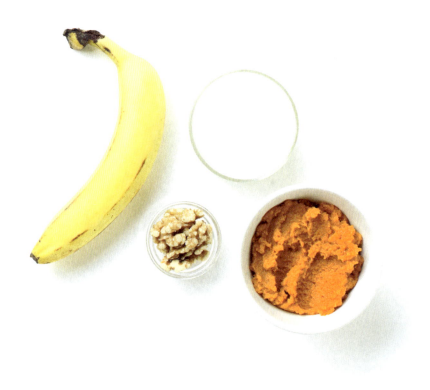

INGRÉDIENTS

200 g de patate douce cuite, refroidie et réduite en purée • 240 ml de boisson de riz
1 banane pelée et hachée • 1 petite poignée de noix

Les bananes sont riches en potassium, nécessaire au bon fonctionnement nerveux et musculaire, ainsi qu'à l'équilibre des fluides de l'organisme.

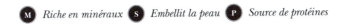 *Riche en minéraux* *Embellit la peau* *Source de protéines*

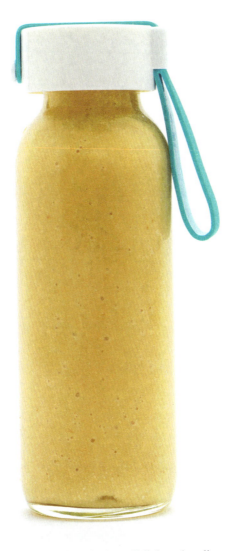

Mixez tous les ingrédients dans un blender jusqu'à l'obtention d'une texture lisse.

SARRASIN & DATTE

Pour 1 personne
Préparation : 5 minutes

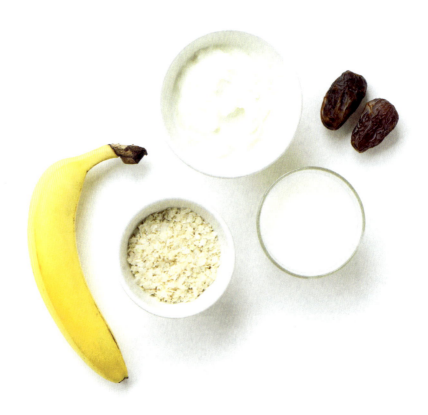

INGRÉDIENTS

30 g de flocons de sarrasin • 140 ml de boisson de riz complet
100 ml de yaourt grec nature • 2 dattes medjool dénoyautées
1 banane pelée et hachée

Le sarrasin abonde en nutriments qui régulent le taux de sucre dans le sang,
en faisant baisser les pics de glucose et d'insuline dans le corps.

D *Favorise la digestion* **P** *Source de protéines* **B** *Fortifie les os*

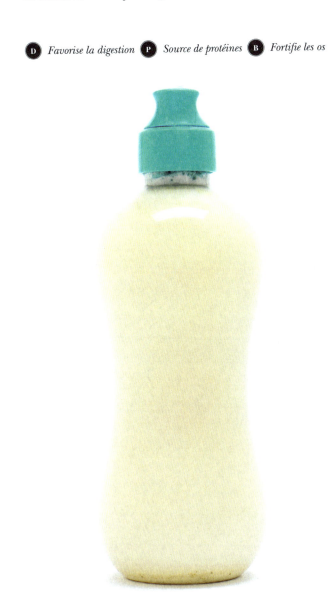

Mixez tous les ingrédients dans un blender jusqu'à l'obtention d'une texture lisse.

ABRICOT & ORANGE

Pour 1 personne
Préparation : 5 minutes

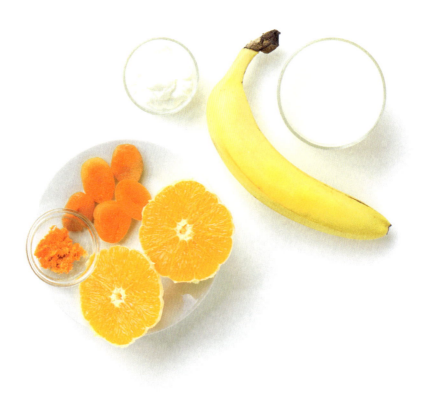

INGRÉDIENTS

1 banane pelée et hachée • 1 orange pelée • 200 ml de boisson de riz • 5 abricots séchés
50 ml de yaourt grec nature • 1 cuillerée à café de zeste d'orange finement râpé

Les abricots séchés contiennent beaucoup de fibres alimentaires,
de potassium, de fer et d'antioxydants.

D *Favorise la digestion* **B** *Fortifie les os* **E** *Énergisant*

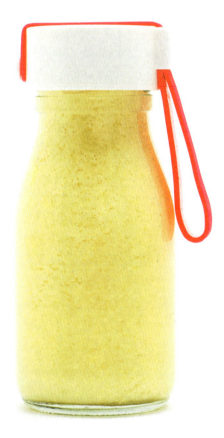

Mixez tous les ingrédients dans un blender jusqu'à l'obtention d'une texture lisse.

SMOOTHIES PURIFIANTS

*Dans ce chapitre, découvrez
des smoothies qui purifient le corps
et drainent les toxines. Grâce à ces
boissons, vous allez retrouver une peau
éclatante et réveiller votre système
immunitaire !*

Trois fruits rouges aux graines de chia • Banane & mangue • L'as de la purification • La muse du petit déjeuner • Graines mélangées & fruits • La vie en rose • Grenade & charbon • Myrtilles & chanvre Harmonie orange • Betterave & gingembre Pomme & ananas • Raisin & pomme • Mûre & amande • Melon & gingembre • Pamplemousse & citron vert • Rêve de persil • Céleri & tomate Kale & baies noires

TROIS FRUITS ROUGES AUX GRAINES DE CHIA

Pour 2 personnes
Préparation : 5 minutes

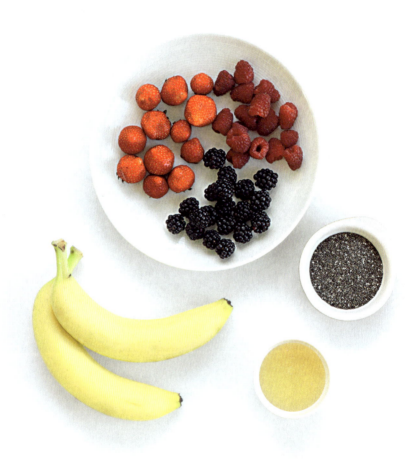

INGRÉDIENTS

300 g de fraises surgelées décongelées • 260 g de mûres surgelées décongelées
200 g de framboises surgelées décongelées • 2 grosses bananes pelées
30 g de graines de chia • 4 cuillerées à soupe de miel ou sirop d'agave (facultatif)

Ce smoothie est riche en vitamine C, puissant antioxydant utilisé pour cicatriser les blessures, réparer et conserver les os et les dents en bonne santé.

SP *Source de protéines*   **SI** *Renforce le système immunitaire*   **SM** *Source de minéraux*

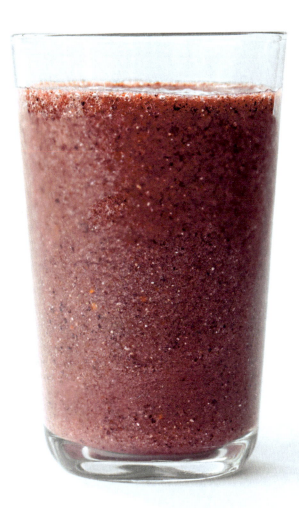

Mixez les fraises, les mûres, les framboises, les bananes, les graines de chia, le miel ou le sirop d'agave et 480 ml d'eau afin d'obtenir un mélange homogène.
Servez dans 2 verres.

BANANE & MANGUE

Pour 2 personnes
Préparation : 5 minutes

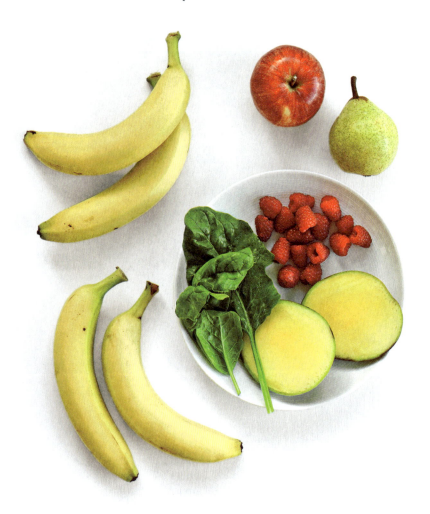

INGRÉDIENTS

1 poignée de feuilles d'épinard • 1 mangue pelée et coupée en gros morceaux
4 bananes pelées • 200 g de framboises • 1 poire épépinée et coupée en morceaux
1 pomme épépinée et coupée en morceaux

Les bananes contiennent du tryptophane, un acide aminé précurseur de la sérotonine qui possède une action bénéfique sur l'humeur.

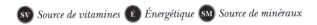 **SV** *Source de vitamines* **É** *Énergétique* **SM** *Source de minéraux*

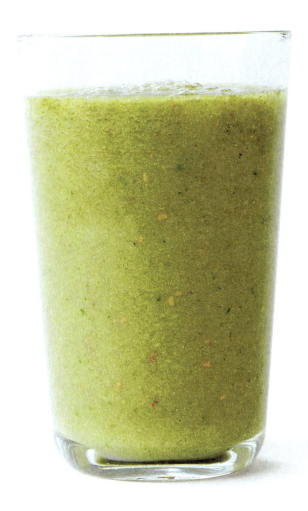

Dans un blender, mixez l'épinard, les morceaux de mangue, les framboises, les bananes, les morceaux de poire, les morceaux de pomme et 480 ml d'eau afin d'obtenir un mélange homogène. Servez dans 2 verres.

L'AS DE LA PURIFICATION

Pour 2 personnes
Préparation : 5 minutes

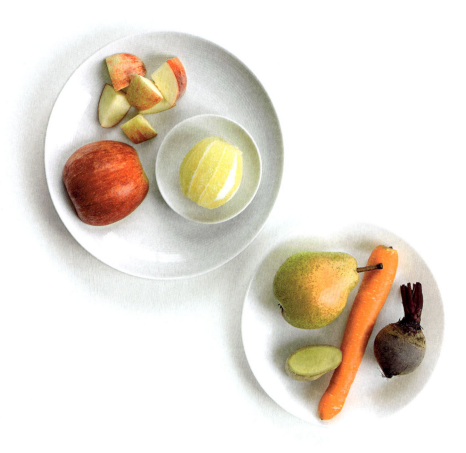

INGRÉDIENTS

1 carotte pelée et coupée en rondelles • 1 betterave pelée et coupée en rondelles
1 pomme épépinée et coupée en morceaux • 1 poire épépinée et coupée en morceaux
1 citron pelé et coupé en morceaux • 2,5 cm de gingembre pelé

Le gingembre contient des gingérols, composés anti-inflammatoires très puissants.

SV *Source de vitamines* **CS** *Stimule la circulation sanguine* **AL** *Alcalinisant*

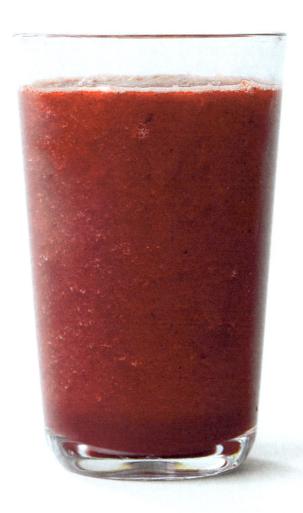

Dans un blender, mixez les rondelles de carotte et de betterave, les morceaux de pomme, de poire et de citron, le gingembre et 450 ml d'eau afin d'obtenir un mélange homogène. Servez dans 2 verres.

173

LA MUSE DU PETIT DÉJEUNER

Pour 1 personne
Préparation : 5 minutes

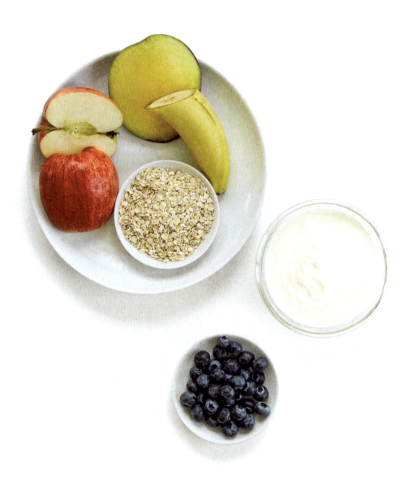

INGRÉDIENTS

20 g de flocons d'avoine • ½ mangue pelée et coupée en dés • ½ banane pelée
1 poignée de myrtilles • 1 pomme épépinée et coupée en morceaux
120 ml de yaourt nature

Les flocons d'avoine sont très riches en fibres, qui participent à la stabilisation de la glycémie durant la journée.

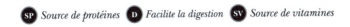 **SP** *Source de protéines* **D** *Facilite la digestion* **SV** *Source de vitamines*

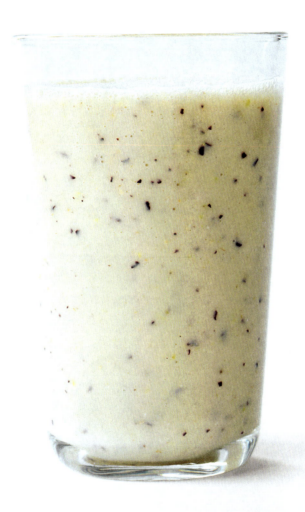

Dans un blender, mixez les flocons d'avoine, les dés de mangue, la banane, les myrtilles, les morceaux de pomme, le yaourt nature et 120 ml d'eau afin d'obtenir un mélange homogène. Servez dans 1 verre.

GRAINES MÉLANGÉES & FRUITS

Pour 2 personnes
Préparation : 5 minutes

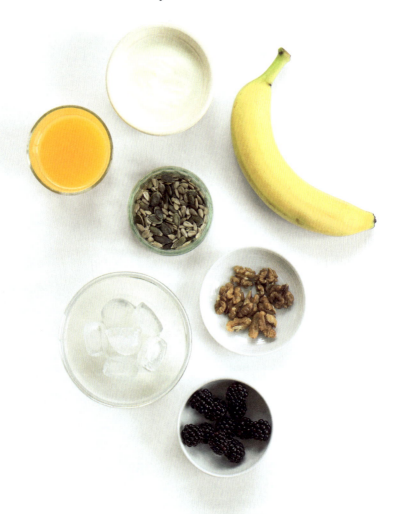

INGRÉDIENTS

1 banane pelée • 1 dizaine de mûres
250 ml de jus d'orange • 100 ml de yaourt nature
2 cuillerées à soupe de graines mélangées • 4 à 5 noix • 1 poignée de glaçons

Les graines mélangées regorgent de vitamines et de minéraux qui tonifient le corps.

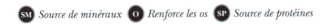 **SM** *Source de minéraux* **O** *Renforce les os* **SP** *Source de protéines*

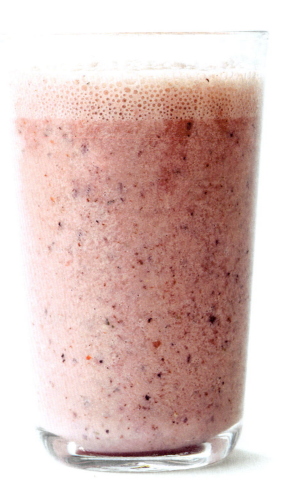

Dans un blender, mixez la banane, les mûres, le jus d'orange, le yaourt nature, les graines mélangées, les noix, les glaçons et 250 ml d'eau afin d'obtenir un mélange homogène. Servez dans 2 verres.

LA VIE EN ROSE

Pour 1 personne
Préparation : 5 minutes

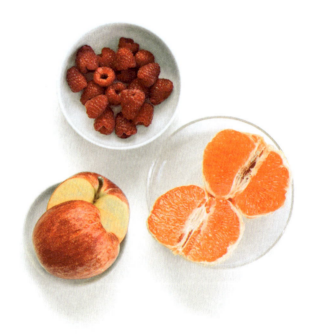

INGRÉDIENTS

1 pamplemousse rose pelé • 250 g de framboises
1 pomme épépinée et coupée en morceaux

Le pamplemousse donne à l'organisme un petit coup de fouet. Il intensifie les effets de la purification et contribue à la bonne santé de la peau.

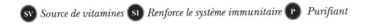 *Source de vitamines* *Renforce le système immunitaire* *Purifiant*

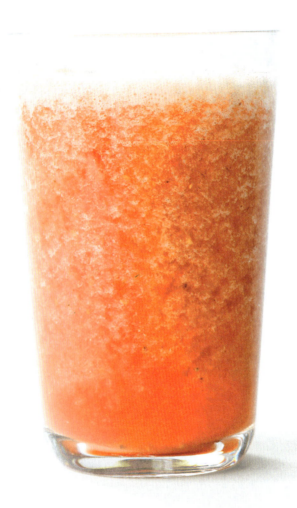

Dans un blender, mixez le pamplemousse rose, les framboises, les morceaux de pomme et 240 ml d'eau afin d'obtenir un mélange homogène. Servez dans 1 verre.

GRENADE & CHARBON

Pour 1 personne
Préparation : 5 minutes

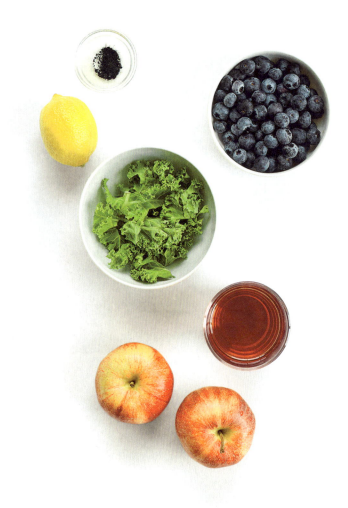

INGRÉDIENTS

30 g de feuilles de kale • 100 g de myrtilles
2 pommes épépinées et coupées en morceaux • 1 citron pelé et coupé en morceaux
250 ml de jus de grenade • ½ cuillerée à café de charbon actif

La grenade est très riche en vitamines C et E, bénéfiques pour la santé du cœur.

SV *Source de vitamines* **SI** *Renforce le système immunitaire* **AI** *Anti-inflammatoire*

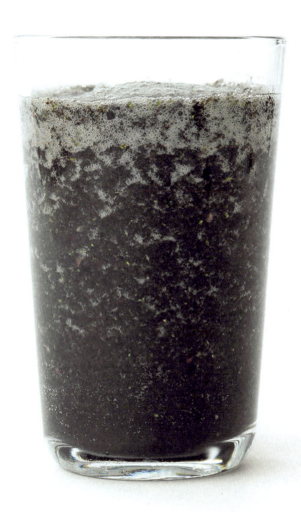

Dans un blender, mixez les feuilles de kale, les myrtilles, les morceaux de pomme et de citron, le jus de grenade et le charbon actif afin d'obtenir un mélange homogène. Servez dans 1 verre.

MYRTILLE & CHANVRE

Pour 1 personne
Préparation : 5 minutes

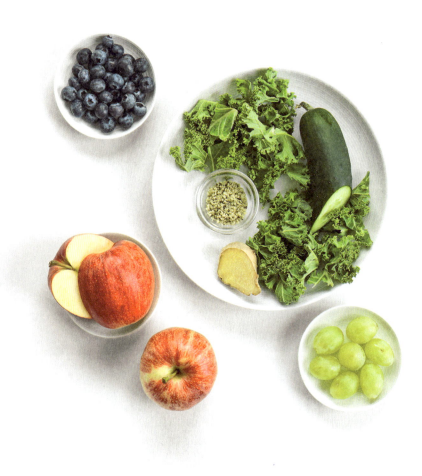

INGRÉDIENTS

2 poignées de feuilles de kale • ½ concombre coupé en rondelles
2 pommes et épépinées coupées en morceaux • 130 g de myrtilles
1 poignée de grains de raisin blanc sans pépins • 2,5 cm de gingembre pelé
1 cuillerée à café de graines de chanvre écalées

Les myrtilles sont une excellente source de vitamine K, qui contribue à la coagulation et à la bonne cicatrisation des blessures.

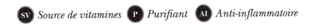 *Source de vitamines* *Purifiant* *Anti-inflammatoire*

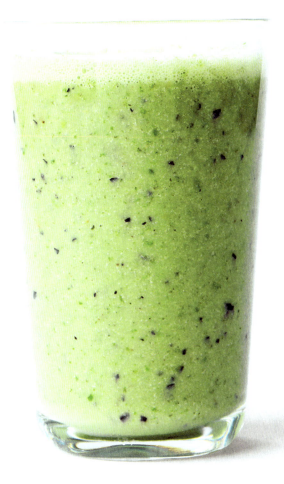

Dans un blender, mixez les feuilles de kale, les rondelles de concombre, les morceaux de pomme, les myrtilles, les grains de raisin blanc, le gingembre, les graines de chanvre et 240 ml d'eau afin d'obtenir un mélange homogène. Servez dans 1 verre.

HARMONIE ORANGE

Pour 2 personnes
Préparation : 5 minutes

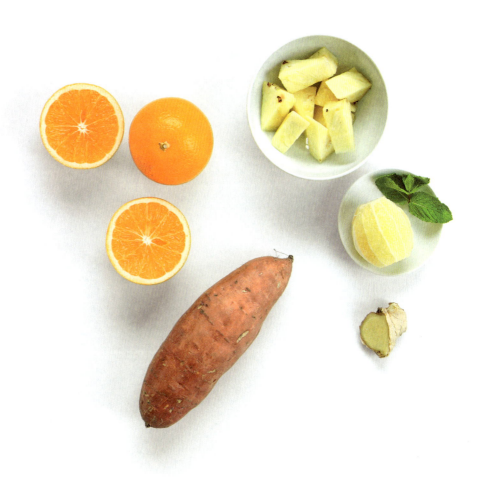

INGRÉDIENTS

2 oranges pelées • 250 g d'ananas coupé en morceaux
1 patate douce pelée et coupée en morceaux • 1 citron pelé
2,5 cm de gingembre pelé • les feuilles de 1 brin de menthe

L'orange produit des composés phytochimiques qui contribuent à la prévention du cancer.

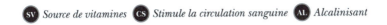 **SV** *Source de vitamines* **CS** *Stimule la circulation sanguine* **AL** *Alcalinisant*

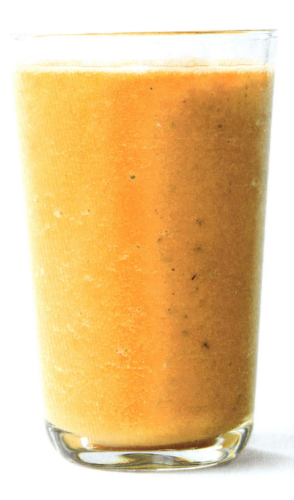

Dans un blender, mixez les oranges, les morceaux d'ananas, les morceaux de patate douce, le citron, le gingembre, les feuilles de menthe et 480 ml d'eau afin d'obtenir un mélange homogène. Servez dans 2 verres.

BETTERAVE & GINGEMBRE

Pour 2 personnes
Préparation : 5 minutes

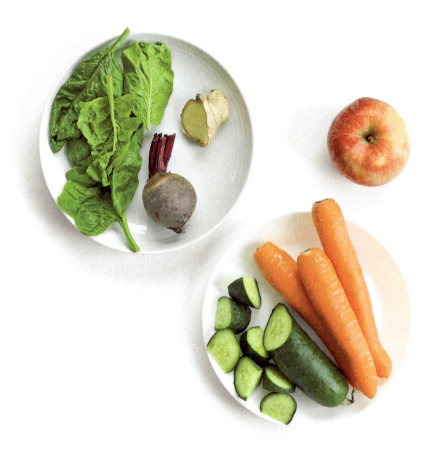

INGRÉDIENTS

1 betterave pelée et coupée en morceaux • 1 concombre coupé en rondelles
3 carottes pelées et coupées en rondelles • 1 poignée de feuilles d'épinard
1 pomme épépinée et coupée en morceaux • 2,5 cm de gingembre

La betterave contient de la silice, qui aide le corps à utiliser le calcium, important pour la santé musculo-squelettique et la réduction des risques d'ostéoporose.

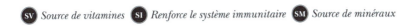 **SV** *Source de vitamines* **SI** *Renforce le système immunitaire* **SM** *Source de minéraux*

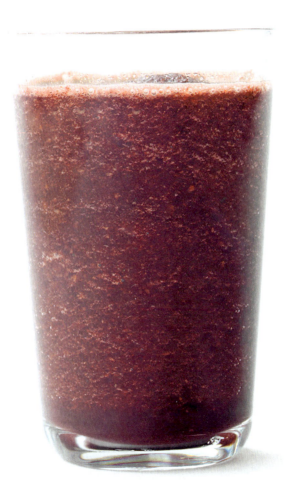

Dans un blender, mixez les morceaux de betterave, les rondelles de concombre, les rondelles de carotte, l'épinard, les morceaux de pomme, le gingembre et 500 ml d'eau afin d'obtenir un mélange homogène. Servez dans 2 verres.

POMME & ANANAS

Pour 1 personne
Préparation : 5 minutes

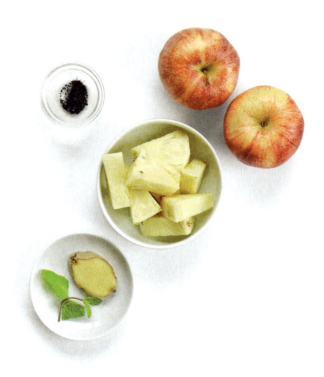

INGRÉDIENTS

2 pommes épépinées et coupées en morceaux • ¼ d'ananas coupé en morceaux
½ cuillerée à café de charbon actif • 2,5 cm de gingembre pelé
les feuilles de 1 brin de menthe

La pomme, excellente source de fibres insolubles, contribue à soulager
le système digestif.

SV *Source de vitamines*　**SI** *Renforce le système immunitaire*　**D** *Facilite la digestion*

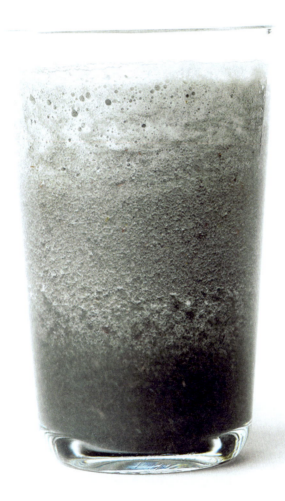

Dans un blender, mixez les morceaux de pomme et d'ananas, le charbon actif, le
gingembre, les feuilles de menthe et 240 ml d'eau afin d'obtenir un mélange
homogène. Servez dans 1 verre.

RAISIN & POMME

Pour 1 personne
Préparation : 5 minutes

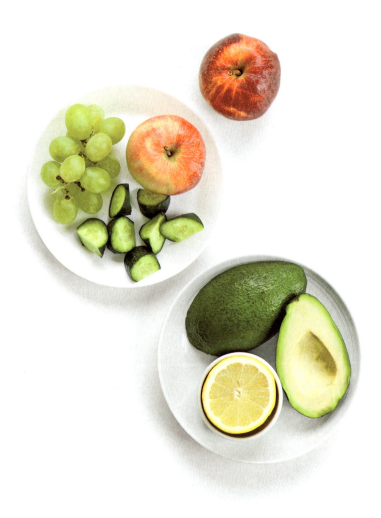

INGRÉDIENTS

1 avocat • ½ concombre coupé en rondelles
2 pommes épépinées et coupées en morceaux • le jus de ½ citron
1 poignée de grains de blanc sans pépins

Le raisin regorge de micronutriments, dont le cuivre, le fer et le manganèse, qui jouent tous un rôle important dans la formation et la solidité des os.

SV *Source de vitamines*   **SI** *Renforce le système immunitaire*   **AI** *Anti-inflammatoire*

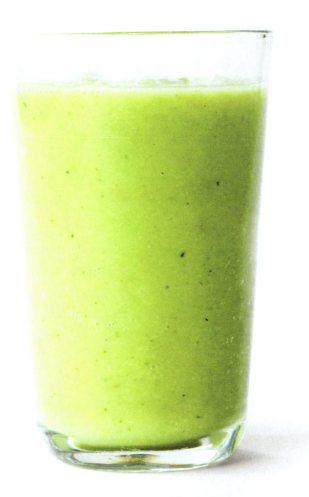

Dans un blender, mixez l'avocat, les morceaux de pomme, les rondelles de concombre, le jus de citron, les grains de raisin blanc et 240 ml d'eau afin d'obtenir un mélange homogène. Servez dans 1 verre.

MÛRE & AMANDE

Pour 1 personne
Préparation : 5 minutes

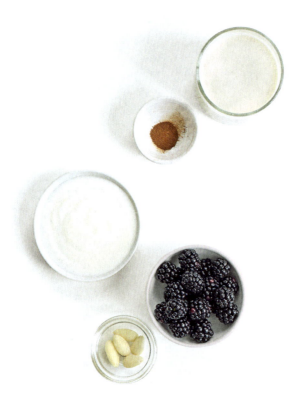

INGRÉDIENTS

1 poignée de mûres • 5 amandes émondées
240 ml de lait d'amande • 2 cuillerées à soupe de yaourt à la noix de coco
½ cuillerée à café de cannelle moulue

Les amandes sont très riches en protéines. Très nourrissantes, elles permettent de tenir plus longtemps sans avoir faim.

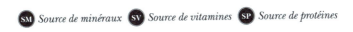 **SM** *Source de minéraux* **SV** *Source de vitamines* **SP** *Source de protéines*

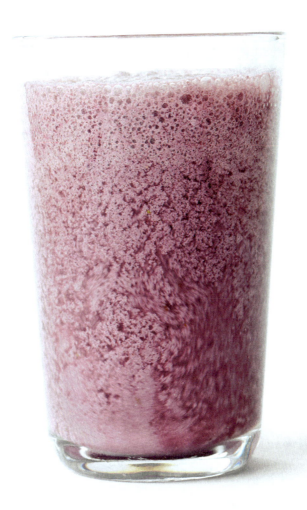

Dans un blender, mixez les mûres, les amandes, le lait d'amande, le yaourt à la noix de coco et la cannelle afin d'obtenir un mélange homogène. Servez dans 1 verre.

MELON & GINGEMBRE

Pour 1 personne
Préparation : 5 minutes

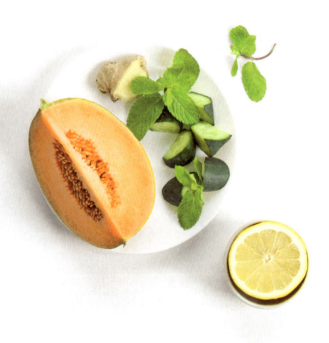

INGRÉDIENTS

¼ de melon coupé en morceaux • ½ concombre coupé en rondelles
le jus de ½ citron • les feuilles de 3 brins de menthe
2,5 cm de gingembre pelé

Le melon est riche en vitamine C, qui participe à la guérison des blessures,
à la bonne santé des tissus conjonctifs et à la protection cellulaire.

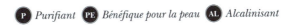 **P** *Purifiant* **PE** *Bénéfique pour la peau* **AL** *Alcalinisant*

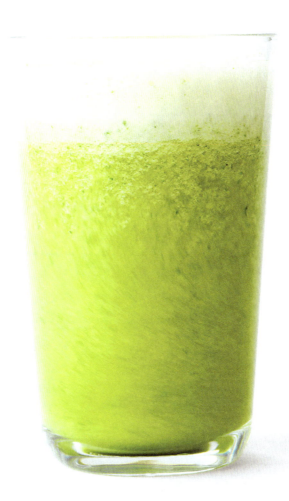

Dans un blender, mixez les morceaux de melon, les rondelles de concombre, le jus
de citron, les feuilles de menthe, le gingembre et 120 ml d'eau afin d'obtenir
un mélange homogène. Servez dans 1 verre.

PAMPLEMOUSSE & CITRON VERT

Pour 1 personne
Préparation : 5 minutes

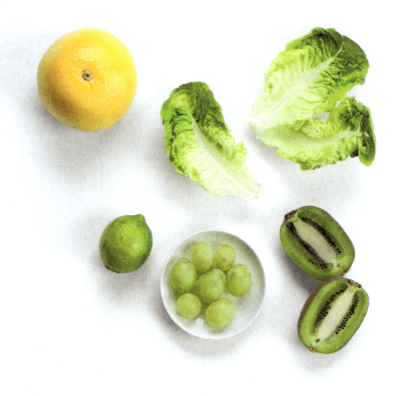

INGRÉDIENTS

3 feuilles de laitue • 1 pamplemousse pelé et coupé en morceaux
1 poignée de grains de raisin blanc sans pépins • 1 citron vert pelé et coupé
en morceaux • 1 kiwi pelé et coupé en rondelles

Le pamplemousse est riche en vitamines A et C, qui favorisent la bonne santé de la peau.

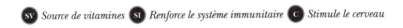 *Source de vitamines* **SI** *Renforce le système immunitaire* **C** *Stimule le cerveau*

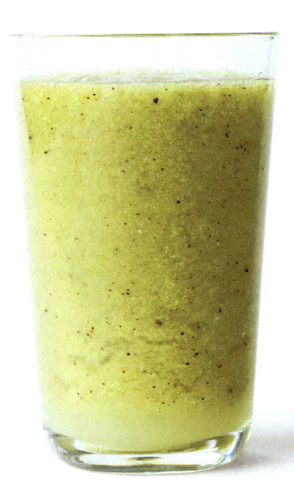

Dans un blender, mixez les feuilles de laitue, les morceaux de pamplemousse, les grains de raisin, les morceaux de citron, les rondelles de kiwi et 240 ml d'eau afin d'obtenir un mélange homogène. Servez dans 1 verre.

RÊVE DE PERSIL

Pour 1 personne
Préparation : 5 minutes

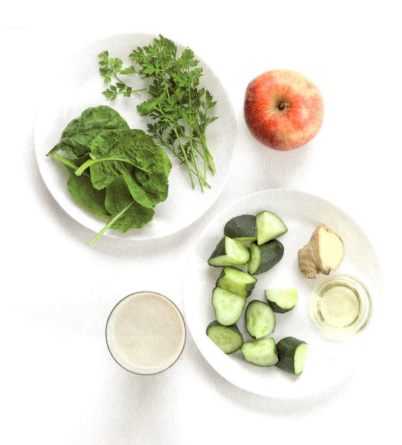

INGRÉDIENTS

1 petit concombre coupé en rondelles • 1 poignée de feuilles d'épinard
1 pomme épépinée et coupée en morceaux • 175 ml de lait d'amande
1 cuillerée à soupe de miel • 60 g de feuilles de persil
2,5 cm de gingembre pelé

Le persil est très efficace pour lutter contre l'arthrite rhumatoïde.

PE *Bénéfique pour la peau*   **EH** *Équilibre les hormones*   **AI** *Anti-inflammatoire*

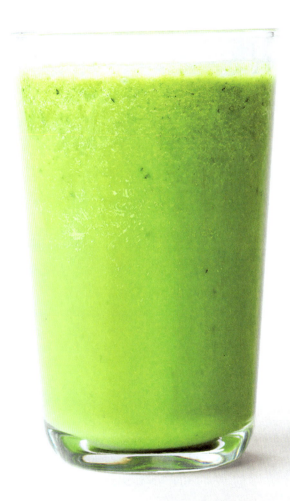

Dans un blender, mixez les rondelles de concombre, l'épinard, les morceaux de pomme, le lait d'amande, le miel, les feuilles de persil et le gingembre afin d'obtenir un mélange homogène. Servez dans 1 verre.

CÉLERI & TOMATE

Pour 1 personne
Préparation : 5 minutes

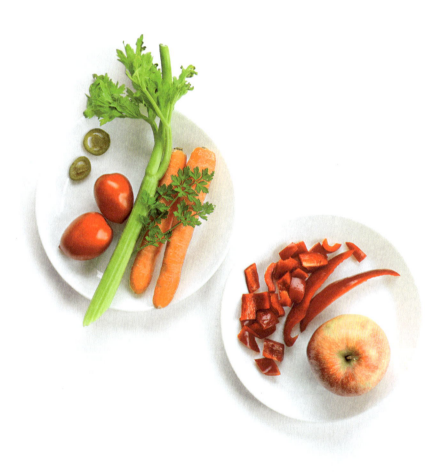

INGRÉDIENTS

1 pomme épépinée et coupée en morceaux • 2 carottes pelées et coupées en rondelles
½ poivron rouge coupé en lamelles • 1 branche de céleri coupée en morceaux
2 petites tomates coupées en morceaux • 2 tranches de piment jalapeño en saumure
les feuilles de 2 brins de persil

La tomate est une bonne source de vitamine A, C et E.

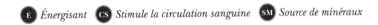 **É** *Énergisant* **CS** *Stimule la circulation sanguine* **SM** *Source de minéraux*

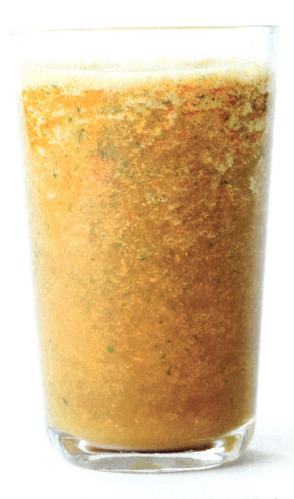

Dans un blender, mixez les morceaux de pomme, les rondelles de carotte,
les lamelles de poivron, les morceaux de céleri, les morceaux de tomate,
les tranches de piment jalapeño en saumure, les feuilles de persil et 240 ml d'eau
afin d'obtenir un mélange homogène. Servez dans 1 verre.

KALE & BAIES NOIRES

Pour 1 personne
Préparation : 5 minutes

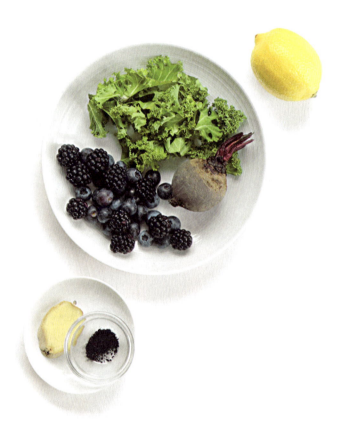

INGRÉDIENTS

1 poignée de feuilles de kale • 1 betterave pelée et coupée en rondelles
1 poignée de mûres et myrtilles mélangées • ½ cuillerée à café de charbon actif
le jus de 1 citron • 2,5 cm de gingembre pelé

Le charbon actif soulage les problèmes digestifs en absorbant et réduisant
la prolifération des bactéries qui en sont la cause.

AI *Anti-inflammatoire*　**SI** *Renforce le système immunitaire*　**P** *Purifiant*

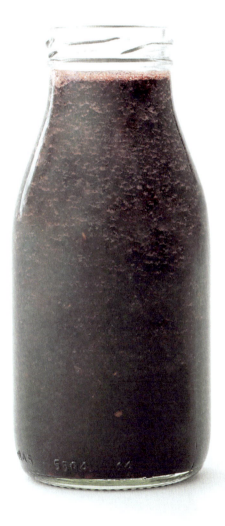

Dans un blender, mixez les feuilles de kale, les rondelles de betterave, les mûres
et myrtilles mélangées, le charbon actif, le jus de citron, le gingembre
et 130 ml d'eau afin d'obtenir un mélange homogène. Servez dans 1 verre.

SMOOTHIES FORTIFIANTS

Ces smoothies très concentrés regorgent de nutriments et contribuent à combler tous les besoins de votre corps.

Jus tonique à la betterave • Jus vert aux fibres
Poivron vert • Jus de beauté à la betterave • Jus
remède • Baies en force • Jus violet au gingembre
Épinard & baies • Chou frisé & coco • Poire & bok
choy • Fibres à gogo • Myrtille & chou frisé
Avocat • Jalapeño & orange • Goji & mandarine
Smoothie tonique pour la peau • Myrtille & chia

JUS TONIQUE À LA BETTERAVE

Pour 1 personne
Préparation : 5 minutes

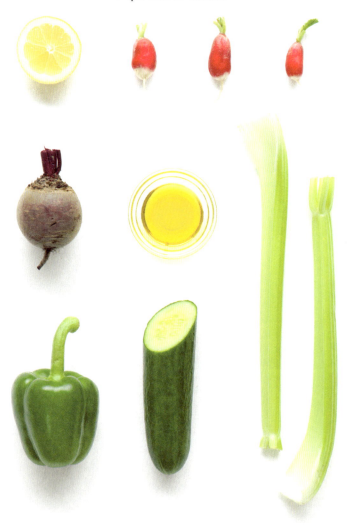

INGRÉDIENTS

½ citron • 1 poivron vert • 1 betterave
2 branches de céleri • 3 radis
½ concombre • 1 cuillerée à soupe d'huile d'olive

Ce jus va booster votre métabolisme. Plein de potassium, il contribue par ailleurs à faire baisser la tension artérielle.

I *Immunisant*   **SO** *Stimule l'organisme*   **A** *Alcalinisant*

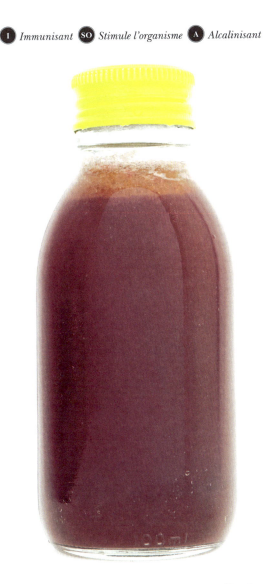

Si votre extracteur de jus est équipé d'un presse-agrumes, utilisez-le pour presser le citron. Sinon, pelez-le et passez-le à l'extracteur de jus avec le reste des ingrédients. Ajoutez l'huile d'olive dans le verre et remuez.

JUS VERT AUX FIBRES

Pour 1 personne
Préparation : 5 minutes

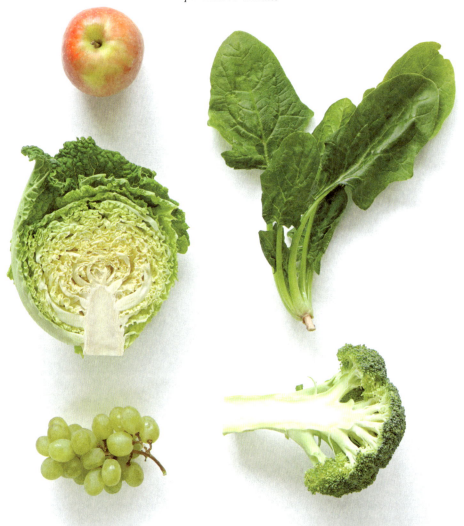

INGRÉDIENTS

½ tête de brocoli • 1 petite grappe de raisins blancs sans pépins
1 poignée d'épinard • ¼ de chou vert • 1 pomme rouge

Bourré de vitamine C et d'antioxydants, ce jus est efficace
pour résister aux maladies.

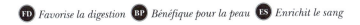 **FD** *Favorise la digestion* **BP** *Bénéfique pour la peau* **ES** *Enrichit le sang*

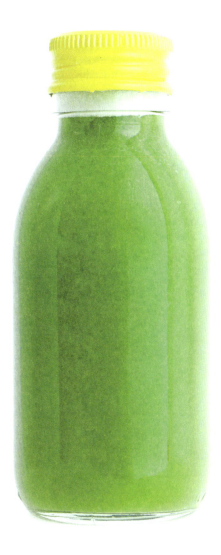

Passez tous les ingrédients à l'extracteur de jus.

209

POIVRON VERT

Pour 1 personne
Préparation : 5 minutes

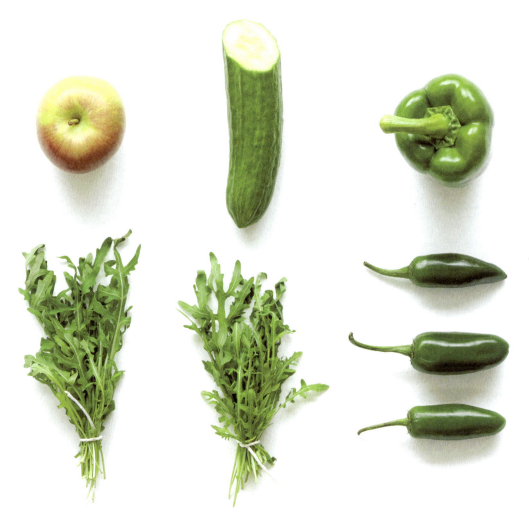

INGRÉDIENTS

3 piments jalapeño • 1 poivron vert
½ concombre • 2 poignées de roquette
1 pomme rouge

Riche en calcium, en vitamine C et en fer, ce jus est également plein de nutriments qui stimulent le système immunitaire.

BM *Booste le métabolisme*   **AI** *Anti-inflammatoire*   **ES** *Enrichit le sang*

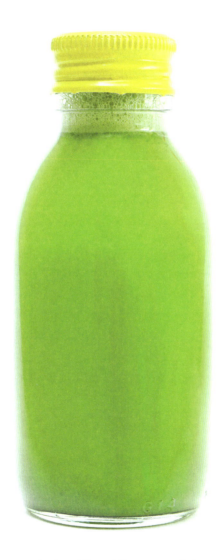

Passez tous les ingrédients à l'extracteur de jus.

JUS DE BEAUTÉ À LA BETTERAVE

Pour 1 personne
Préparation : 5 minutes

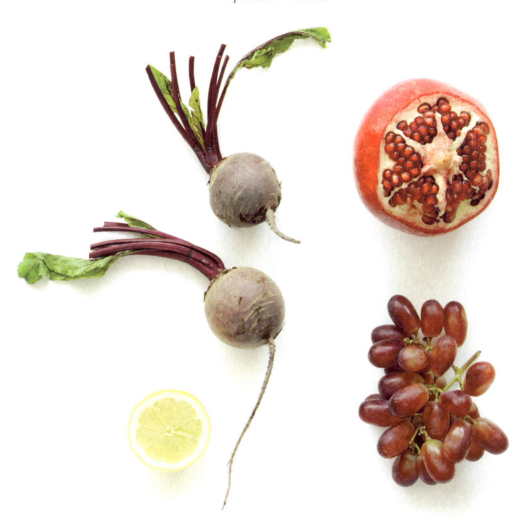

INGRÉDIENTS

2 betteraves • 1 grenade
1 grappe de raisin rouge • 1 filet de jus de citron

Ce jus contient la moitié de l'apport journalier
recommandé en vitamine C.

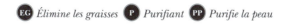 *Élimine les graisses* **P** *Purifiant* **PP** *Purifie la peau*

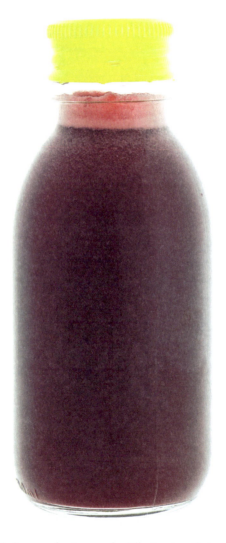

Prélevez les graines de la grenade et passez-les à l'extracteur de jus. Passez le reste
des ingrédients à l'extracteur de jus puis mélangez avec le jus de grenade.

JUS REMÈDE

Pour 1 personne
Préparation : 5 minutes

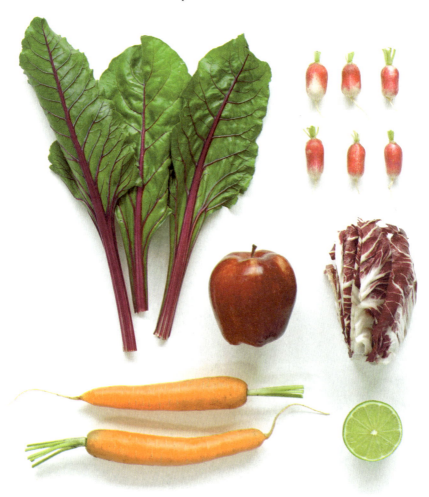

INGRÉDIENTS

¼ de radicchio • 6 radis
1 pomme rouge • 1 petit bouquet de blette
½ citron vert • 2 carottes

Très bien pourvu en vitamines B2 et B6, ce jus tonifiant est excellent pour la peau et le cerveau.

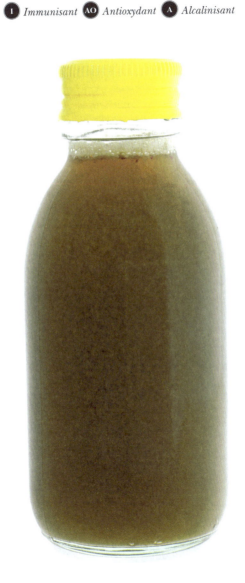

I *Immunisant* **AO** *Antioxydant* **A** *Alcalinisant*

Passez tous les ingrédients à l'extracteur de jus.

BAIES EN FORCE

Pour 1 personne
Préparation : 5 minutes

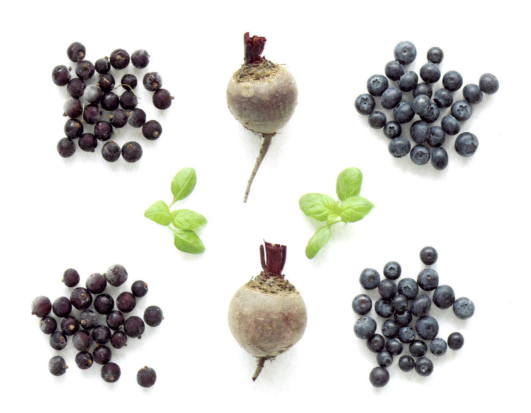

INGRÉDIENTS

2 poignées de myrtilles • 2 poignées de cassis
2 brins de basilic • 2 betteraves

Bourré d'antioxydants, ce jus est excellent pour le sang.

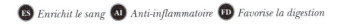 *Enrichit le sang* *Anti-inflammatoire* *Favorise la digestion*

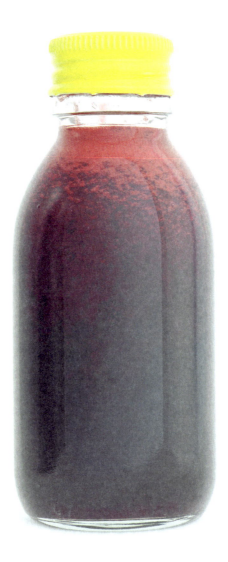

Passez tous les ingrédients à l'extracteur de jus.

JUS VIOLET AU GINGEMBRE

Pour 1 personne
Préparation : 5 minutes

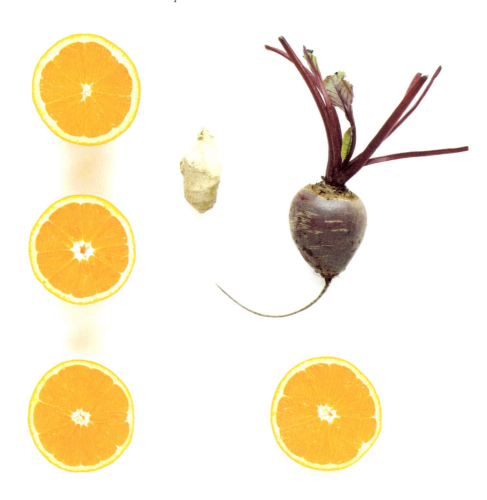

INGRÉDIENTS

1 betterave
2 oranges
25 g de gingembre

C'est un jus idéal à boire avant de faire de l'exercice car il favorise l'absorption de l'oxygène par les cellules sanguines.

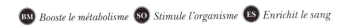 **BM** *Booste le métabolisme* **SO** *Stimule l'organisme* **ES** *Enrichit le sang*

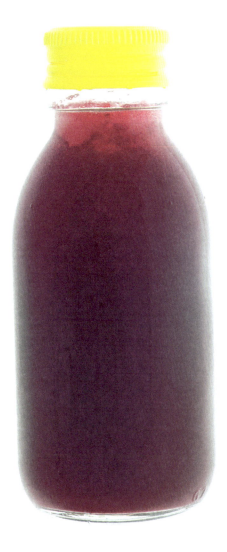

Passez tous les ingrédients à l'extracteur de jus.

ÉPINARD & BAIES

Pour 1 personne
Préparation : 5 minutes

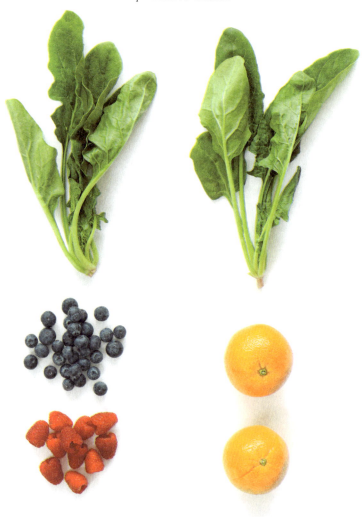

INGRÉDIENTS

2 poignées d'épinard
1 poignée de framboises • 1 poignée de myrtilles
2 oranges

Très bien pourvu en vitamines et en fer, ce smoothie vous aidera
à combattre les infections urinaires.

ES *Enrichit le sang* **BP** *Bénéfique pour la peau* **P** *Purifiant*

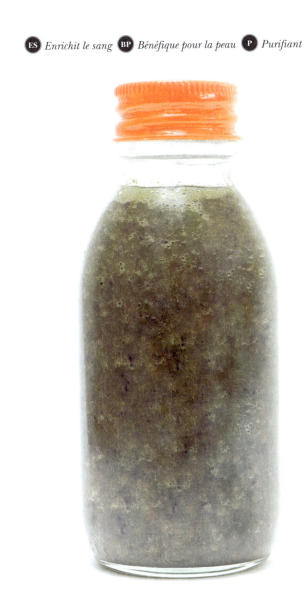

Passez les ingrédients au blender, puis ajoutez de l'eau si nécessaire
afin d'obtenir la consistance souhaitée.

CHOU FRISÉ & COCO

Pour 1 personne
Préparation : 5 minutes

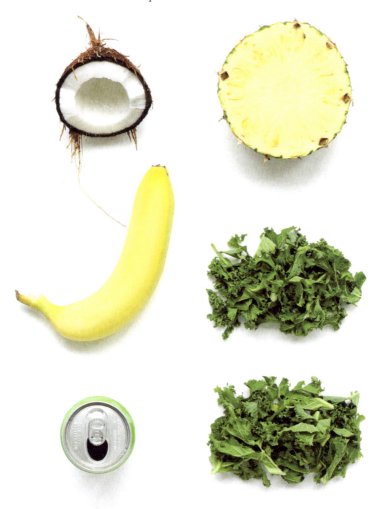

INGRÉDIENTS

2 poignées de chou frisé • 1 banane • ⅓ d'ananas
2 cuillerées à soupe de noix de coco râpée
½ brique d'eau de coco (environ 25 cl)

Riche en vitamines A, C et K, c'est un excellent smoothie antibactérien.

I *Immunisant* **EG** *Élimine les graisses* **RMO** *Renforce les muscles et les os*

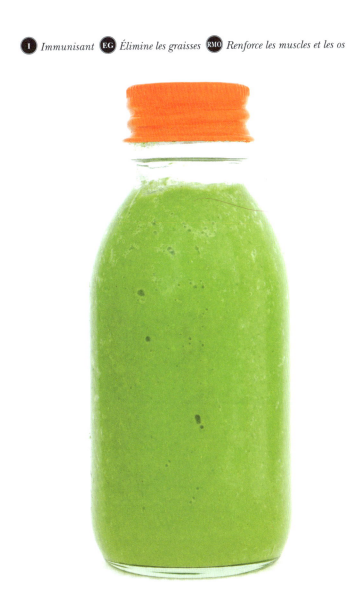

Passez les ingrédients au blender, puis ajoutez de l'eau si nécessaire
afin d'obtenir la consistance souhaitée.

POIRE & BOK CHOY

Pour 1 personne
Préparation : 5 minutes

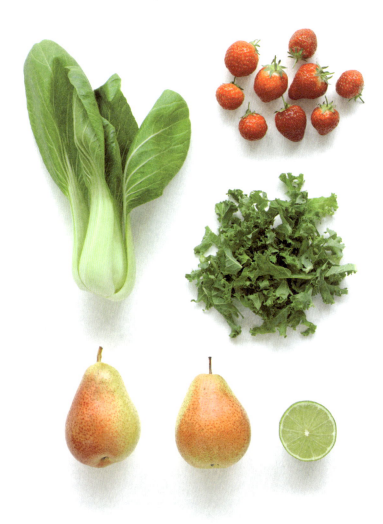

INGRÉDIENTS

1 poignée de chou frisé • 1 bok choy
2 poires • 1 poignée de fraises
1 filet de jus de citron vert

Ce smoothie possède une teneur élevée en antioxydants
et est excellent pour les yeux.

FD *Favorise la digestion*   **I** *Immunisant*   **ES** *Enrichit le sang*

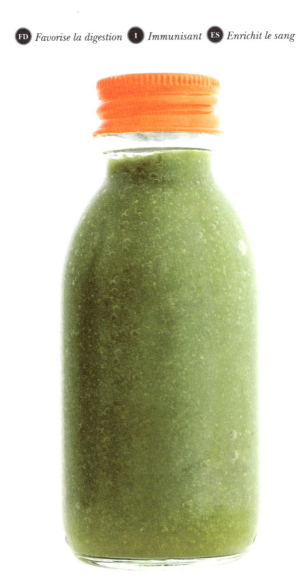

Passez les ingrédients au blender, puis ajoutez de l'eau si nécessaire
afin d'obtenir la consistance souhaitée.

FIBRES À GOGO

Pour 1 personne
Préparation : 5 minutes

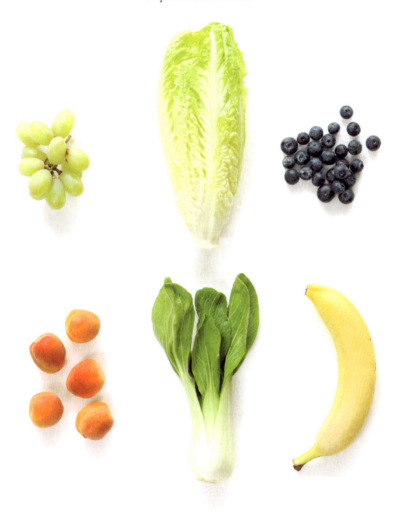

INGRÉDIENTS
1 laitue romaine • 1 bok choy
5 abricots • 1 poignée de myrtilles
1 banane • 1 petite grappe de raisins blancs

Très bien pourvu en vitamines C et K, ce smoothie
est excellent pour le système digestif.

P *Purifiant*　**ES** *Enrichit le sang*　**S** *Source de vitamines*

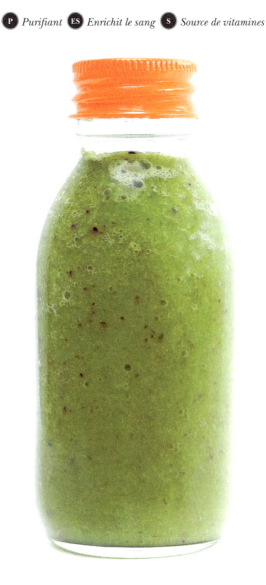

Passez les ingrédients au blender, puis ajoutez de l'eau si nécessaire
afin d'obtenir la consistance souhaitée.

MYRTILLE & CHOU FRISÉ

Pour 1 personne
Préparation : 5 minutes

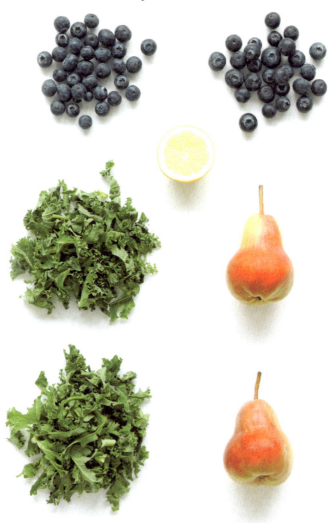

INGRÉDIENTS
2 poignées de chou frisé • 2 poignées de myrtilles
2 poires • ½ citron, pressé

Bourré de vitamines A, C et K, ce smoothie enrichira votre sang.

AI *Anti-inflammatoire* **RMO** *Renforce les muscles et les os* **FD** *Favorise la digestion*

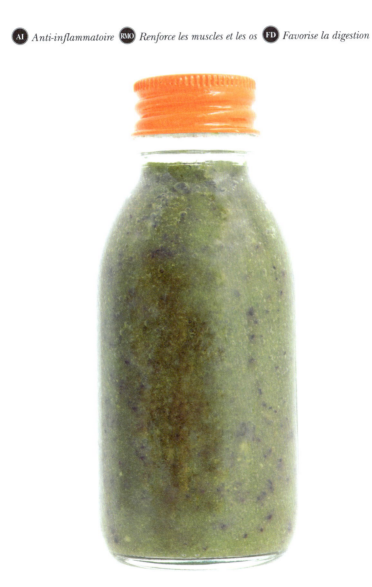

Passez les ingrédients au blender, puis ajoutez de l'eau si nécessaire
afin d'obtenir la consistance souhaitée.

AVOCAT

Pour 1 personne
Préparation : 5 minutes

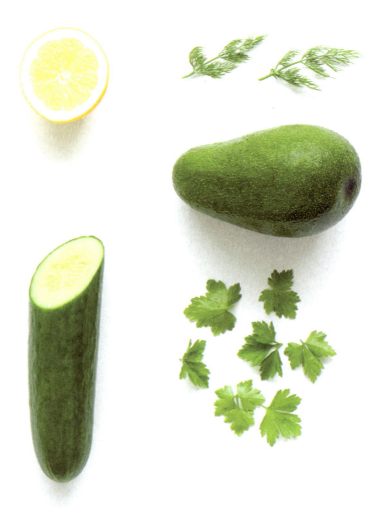

INGRÉDIENTS

1 avocat
1 petite poignée de feuilles de persil
½ concombre • 2 brins d'aneth • ½ citron, pressé

Ce smoothie très bien pourvu en chlorophylle est idéal
pour nettoyer les organes vitaux.

ES *Enrichit le sang* **AI** *Anti-inflammatoire* **P** *Purifiant*

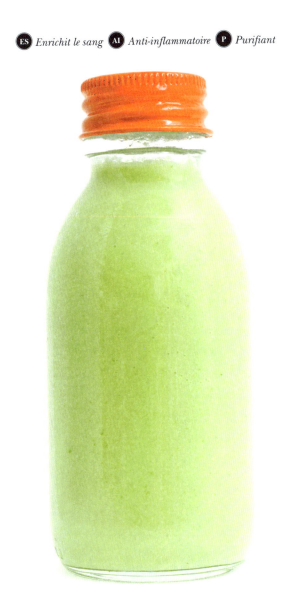

Passez les ingrédients au blender, puis ajoutez de l'eau si nécessaire
afin d'obtenir la consistance souhaitée.

231

JALAPEÑO & ORANGE

Pour 1 personne
Préparation : 5 minutes

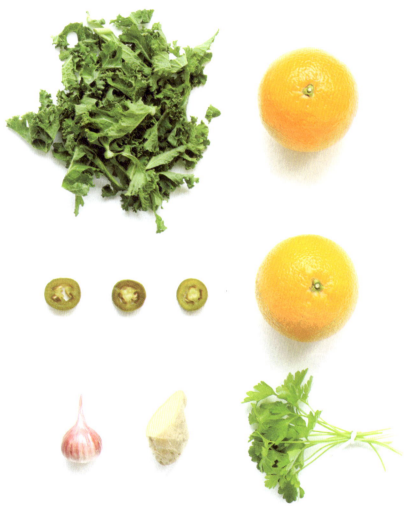

INGRÉDIENTS

3 tranches de piment jalapeño mariné
1 petite poignée de feuilles de coriandre • 1 poignée de chou frisé
25 g de gingembre • 1 gousse d'ail • 2 oranges

Ce smoothie riche en vitamines A, C et K possède d'excellentes propriétés médicinales.

AI *Anti-inflammatoire* **ES** *Enrichit le sang* **A** *Alcalinisant*

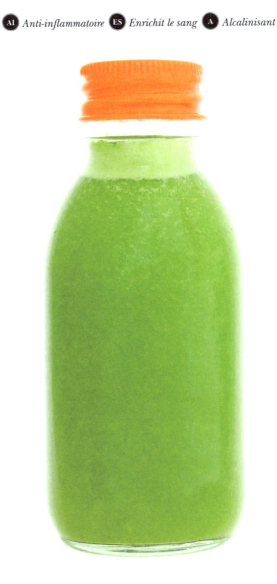

Passez les ingrédients au blender, puis ajoutez de l'eau si nécessaire afin d'obtenir la consistance souhaitée.

GOJI & MANDARINE

Pour 1 personne
Préparation : 5 minutes

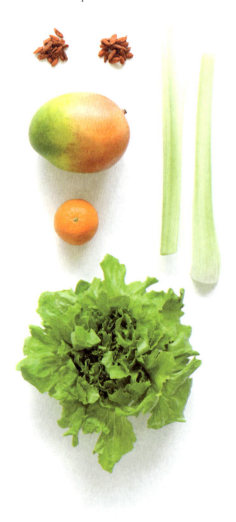

INGRÉDIENTS

2 cuillerées à café de baies de goji séchées
1 mangue • 1 mandarine
2 branches de céleri • 1 laitue pommée

Ce smoothie est un concentré de vitamine C et de bêta-carotène,
qui est excellent pour la peau et réduit les inflammations.

SC *Stimule le cerveau*   **AI** *Anti-inflammatoire*   **BP** *Bénéfique pour la peau*

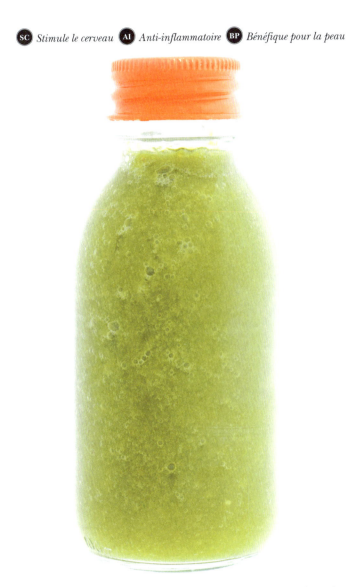

Passez les ingrédients au blender, puis ajoutez de l'eau si nécessaire
afin d'obtenir la consistance souhaitée. Vous trouverez des baies de goji
dans la plupart des magasins bio ou sur Internet.

SMOOTHIE TONIQUE POUR LA PEAU

Pour 1 personne
Préparation : 5 minutes

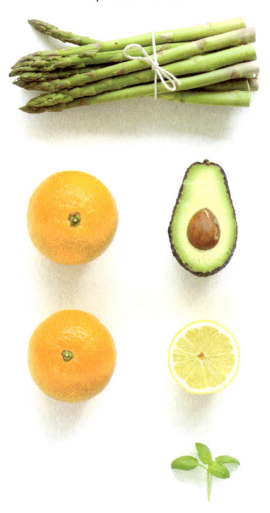

INGRÉDIENTS
½ avocat • ½ botte d'asperges
2 oranges • 1 brin de basilic
1 filet de jus de citron

Riche en nutriments et en fibres, ce smoothie favorise
la beauté de l'intérieur.

SO *Stimule l'organisme* **ES** *Enrichit le sang* **BP** *Bénéfique pour la peau*

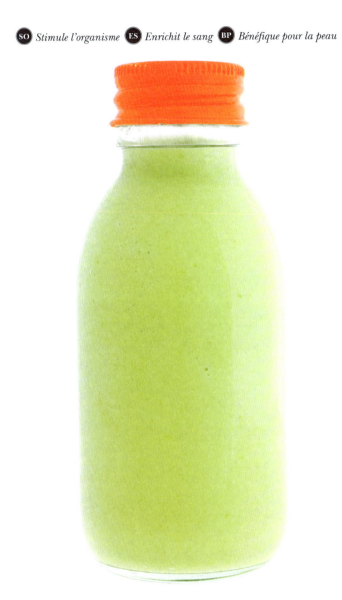

Passez les ingrédients au blender, puis ajoutez de l'eau si nécessaire
afin d'obtenir la consistance souhaitée.

MYRTILLE & CHIA

Pour 1 personne
Préparation : 5 minutes

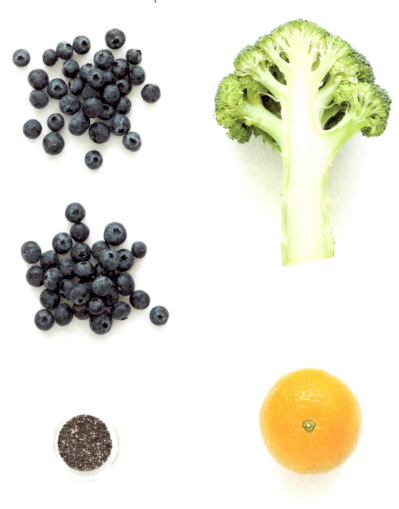

INGRÉDIENTS

2 poignées de myrtilles • 1 orange

1 cuillerée à soupe de graines de chia

½ tête de brocoli

Ce smoothie est un aphrodisiaque naturel. Il favorise la digestion et contribue à clarifier l'esprit.

AI *Anti-inflammatoire*   **BP** *Bénéfique pour la peau*   **BM** *Booste le métabolisme*

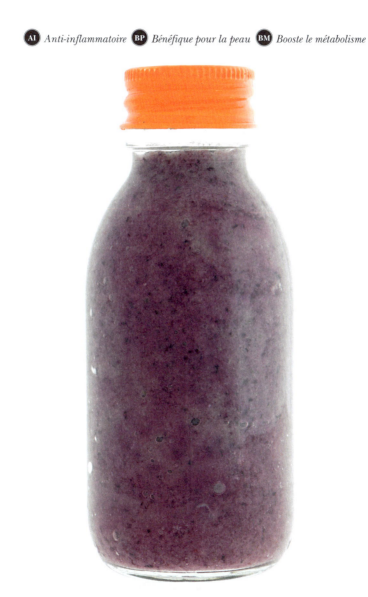

Passez les ingrédients au blender, puis ajoutez de l'eau si nécessaire afin d'obtenir la consistance souhaitée.

SUPER SMOOTHIES

12 cures riches en fibres et vitamines.
Une cure pour chaque mois de l'année.

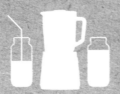

Métabolisme • Teint frais • Digestion • Antistress
Purification • Action probiotique
Action alcalinisante • Booster énergétique
Booster estival • Booster d'immunité
Purification perte de poids • Purification de janvier

POUR BIEN COMMENCER

Aujourd'hui, nos organismes sont exposés en permanence à diverses toxines. Produits chimiques, pesticides, hormones et autres polluants sont courants dans notre environnement immédiat : peinture, crèmes pour la peau, moquettes, meubles, eau du robinet... Leur nombre n'a cessé d'augmenter, en particulier dans nos aliments, ce qui nuit à notre santé malgré le système de purification naturel du corps.

Leur accumulation peut avoir des répercussions durables sur notre santé et affaiblir notre système immunitaire. Les divers symptômes associés à des carences en minéraux sont : baisse d'énergie, maux de tête, surpoids, allergies, sautes d'humeur et insomnies. Il est important d'aider notre corps à éliminer ces substances nocives. Une cure de smoothies peut nous y aider.

Qu'est-ce qu'une cure de smoothies ?

Cela consiste à exclure les aliments solides et à ne vous nourrir que de smoothies tout au long de la journée. Des jeûnes courts, de 3 à 5 jours, permettent de débarrasser le corps de ses toxines et de booster tous vos systèmes : vous perdez du poids, votre teint s'éclaircit, vos cheveux brillent, vos yeux sont plus vifs et même vos intestins sont nettoyés. Durant une purification courte, le corps va se nettoyer et se reconstituer. Une cure plus longue permet de débarrasser vos tissus des déchets qui s'y accumulent.

Pour qui ?

Les cures de smoothies sont totalement inoffensives pour la majorité d'entre nous. Cependant, il est préférable de demander l'avis de votre médecin si vous souffrez d'une maladie chronique, de diabète, d'une maladie cardiaque, hépatique ou d'un cancer, mais aussi si vous êtes âgé(e) ou enceinte.

À quelle fréquence ?

Tout dépend de vous et de vos obligations. 1 jour par semaine pendant 6-8 semaines est idéal pour commencer, puis la durée des cures peut varier.

Que faut-il boire ?

Les jus les plus puissants sont ceux à base de fruits et d'agrumes, considérés comme plus efficaces que les légumes pour nettoyer les intestins. Mais, une purification exclusivement à base de fruits peut vous lasser. Dans ce livre, vous trouverez une sélection de smoothies contenant des fruits et des légumes qu'il est conseillé de consommer pendant toute la journée avec une bonne quantité d'eau filtrée (ou en bouteille) et de tisanes.

COMMENT COMPOSER VOTRE CURE ?

Utilisez la liste pages 16 et 17 pour vous aider à choisir les fruits
et les légumes que vous devrez transformer en jus au jour le jour
en fonction de vos problèmes de santé.

Quels ingrédients acheter ?

Choisissez des fruits et légumes bio
car ils ne présentent aucune trace
d'engrais chimiques ou de pesticides.
Ils contiennent plus de vitamines,
de minéraux et de micronutriments.
Ils sont également meilleurs pour
l'environnement et la fertilité des
sols. Conservez-les dans un endroit
frais et sec.

Se préparer pour la cure purifiante

Il est important de vous mettre dans
un état d'esprit positif avant de
commencer. Choisissez une journée
où vous pourrez vous détendre et
vous reposer. Prévoyez un sauna
ou un massage pour favoriser le
processus de nettoyage, et veillez en
tout cas, au minimum, à bien dormir
la nuit précédant le début de la cure.
Assurez-vous d'avoir sous la main
tous les ingrédients nécessaires un
jour à l'avance. Essayez aussi de faire
un repas léger la veille de votre cure
en évitant la viande, le poisson, les
œufs, les produits laitiers et le gluten.
Une fois votre purification terminée,
réhabituez progressivement votre
corps à une alimentation normale.
Si vous êtes accro au café, le manque
de caféine vous donnera peut-être
mal au crâne pendant une journée.

Si c'est le cas, vous pouvez vous
« sevrer » une semaine auparavant
en supprimant une tasse par jour
jusqu'à n'en plus boire du tout, ou
vous autoriser une seule petite tasse
de café noir pour faire passer le mal
de tête.

Sport et purification

Faire un peu de sport décuple
les effets de la cure, par exemple
du yoga, une marche ou quelques
exercices de respiration.
Une cure de 3 jours consécutifs
étant un véritable engagement,
ne la prévoyez pas si vous avez de
nombreuses autres activités planifiées
en même temps. Assurez-vous que
votre entourage est au courant afin
qu'il puisse vous soutenir et ne pas
trop vous en demander ces jours-là.

Le premier jour

C'est toujours un cap difficile à passer
car votre corps a besoin de temps
pour s'adapter à ne pas recevoir
d'aliments solides, et vous aurez
peut-être un peu faim. Ne paniquez
pas ! La récompense est au bout !
Les tiraillements dans l'estomac vont
cesser et une fois la cure terminée,
vous aurez plus d'énergie et les idées
plus claires.

MÉTABOLISME

Le métabolisme est l'ensemble des réactions chimiques qui permettent au corps de bien fonctionner. Le booster va stimuler votre système sanguin et vous redonner de l'énergie. Plus on avance en âge, plus on a envie de ralentir. Le métabolisme n'est plus aussi réactif et on brûle moins de calories. Si vous n'avez pas modifié votre régime alimentaire, vous risquez de prendre du poids. Il est important de faire de l'exercice régulièrement, de bien dormir et de manger les bons aliments. Tentez cette cure purifiante pour donner à votre métabolisme le coup de fouet dont il a besoin.

Les meilleurs fruits et légumes pour stimuler le métabolisme

Pomme & poire

Ces fruits sont riches en fibres, ce qui vous donnera un sentiment de satiété. Ils contiennent également du fructose qui accélère le métabolisme.

Flocons d'avoine

Cette céréale complète contient des nutriments et des glucides complexes qui accélèrent le métabolisme en stabilisant le taux d'insuline. Ils maintiennent l'énergie à un niveau stable et empêchent l'organisme de stocker les graisses.

Piment de Cayenne

Les piments forts comme celui-ci boostent directement le métabolisme et la circulation. Ils contiennent de la capsaïcine qui stimule les récepteurs de la douleur du corps, ce qui augmente temporairement la circulation sanguine et donc le métabolisme de base.

Combien de jours ?

Il s'agit d'une cure de 5 jours, mais si vous n'avez jamais fait de purification auparavant, commencez par 3 jours seulement.

Organisation

Achetez tous vos ingrédients 2 jours à l'avance. Faites un stock supplémentaire de citrons, ainsi que de tisanes et de thé vert dont on a prouvé qu'ils accéléraient le métabolisme. Préparer les jus et smoothies juste avant de les consommer permet de conserver un maximum de nutriments.

Planning

Consommez 6 smoothies par jour. Le matin, commencez par un smoothie dense, très nutritif, puis faites une pause avec le smoothie 2, Citron purifiant (voir page 248), et terminez par une boisson d'oléagineux qui vous rassasiera le soir.

Programme quotidien

Répétez tous les jours de votre cure :

Smoothie 1 : 8 h
Smoothie 2 : 11 h
Smoothie 3 : 13 h
Smoothie 4 : 15 h
Smoothie 5 : 17 h
Smoothie 6 : 19 h 30

Il n'est pas indispensable de respecter ces horaires, mais prenez votre dernier smoothie au minimum 2 heures avant de vous coucher. Buvez beaucoup d'eau : de 1,5 à 2 litres par jour.

BANANE & AVOINE : SMOOTHIE 1

Pour environ 300 ml

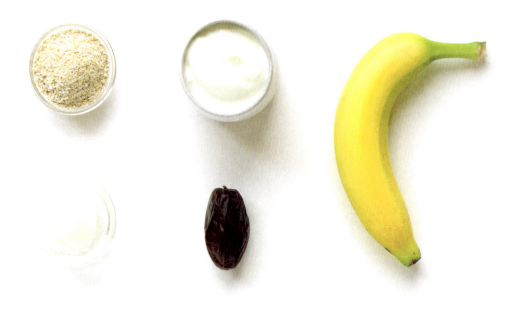

INGRÉDIENTS

2 cuillerées à soupe de son d'avoine • 1 banane épluchée • 200 ml de yaourt nature
1 cuillerée à soupe d'huile de coco • 1 datte medjool dénoyautée

Ce jus aide à maintenir un taux de sucre stable dans le sang.

DC *Diminue le cholestérol* **FD** *Favorise la digestion* **RJ** *Rajeunissant*

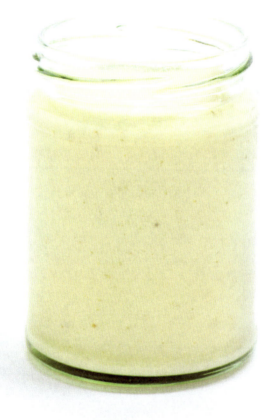

Passez tous les ingrédients au blender avec 100 ml d'eau filtrée jusqu'à l'obtention d'un smoothie lisse.

CITRON PURIFIANT : SMOOTHIE 2

Pour 220 ml environ

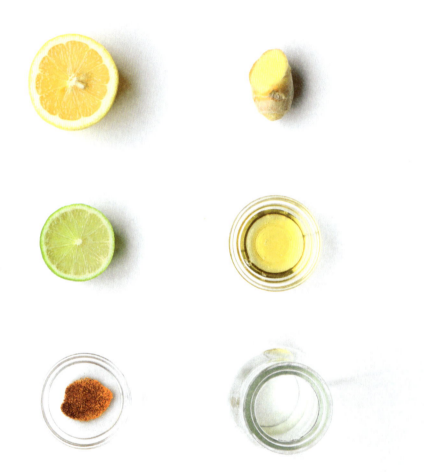

INGRÉDIENTS

le jus de ½ citron • le jus de ½ citron vert • 1 pincée de piment de Cayenne
15 g de gingembre • 1 cuillerée à café de sirop d'agave

Consommez ce jus quotidiennement pendant votre cure purifiante. Il permet de maintenir votre métabolisme en bonne santé, de booster votre immunité et apportera chaque jour de l'alcalinité à votre système. Il complétera bien les jus de légumes et de fruits.

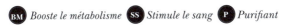 *Booste le métabolisme* **SS** *Stimule le sang* **P** *Purifiant*

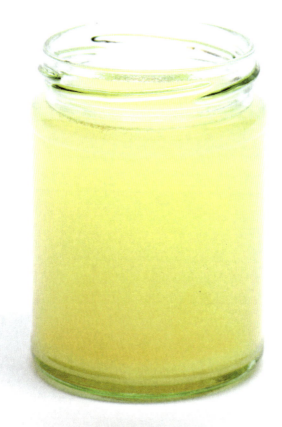

Mixez tous les ingrédients au blender avec 200 ml d'eau filtrée jusqu'à l'obtention d'un smoothie lisse. Passez la préparation dans un chinois placé au-dessus d'une carafe ou d'un petit saladier en pressant bien à l'aide d'une cuillère en bois ou d'une spatule en caoutchouc.

JUS POUR LES OS : SMOOTHIE 3

Pour environ 300 ml

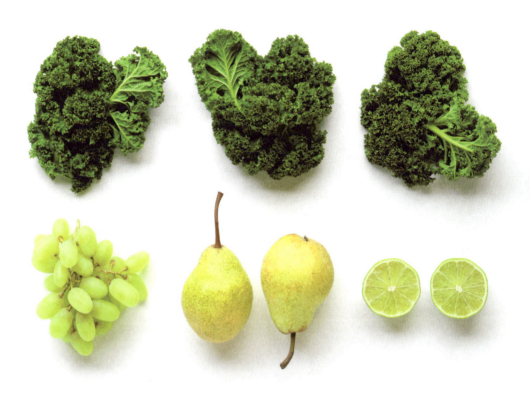

INGRÉDIENTS

3 poignées de chou kale • 2 poires épépinées
1 citron vert, épluché • 1 petite grappe de raisin blanc sans pépins

Ce jus est plein de vitamine K qui aide à renforcer les os, empêche l'accumulation de calcium dans les tissus et renforce le système nerveux.

PS *Produit du sang* **FD** *Favorise la digestion* **M** *Enrichi en minéraux*

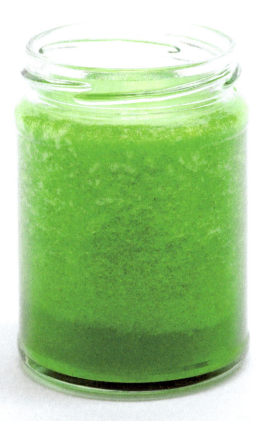

Mixez tous les ingrédients au blender avec 150 ml d'eau filtrée jusqu'à l'obtention d'un smoothie lisse. Passez la préparation au chinois en pressant bien avec une cuillère en bois ou en caoutchouc.

ZESTE VERT : SMOOTHIE 4

Pour environ 250 ml

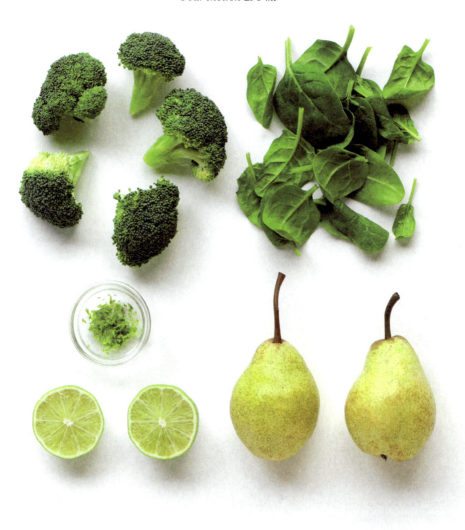

INGRÉDIENTS

2 poires épépinées • 1 poignée de jeunes pousses d'épinard
5 fleurettes de brocoli • 1 citron, le zeste d'une moitié, le reste épluché

Ce jus est bourré de flavonoïdes qui contribuent au rajeunissement cutané.

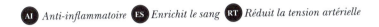 **AI** *Anti-inflammatoire* **ES** *Enrichit le sang* **RT** *Réduit la tension artérielle*

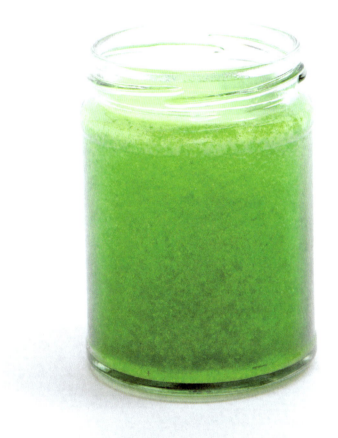

Mixez tous les ingrédients au blender avec 200 ml d'eau filtrée jusqu'à l'obtention d'un smoothie lisse. Passez la préparation au chinois en pressant bien avec une cuillère en bois ou en caoutchouc.

CAROTTE FRAÎCHEUR : SMOOTHIE 5

Pour environ 400 ml

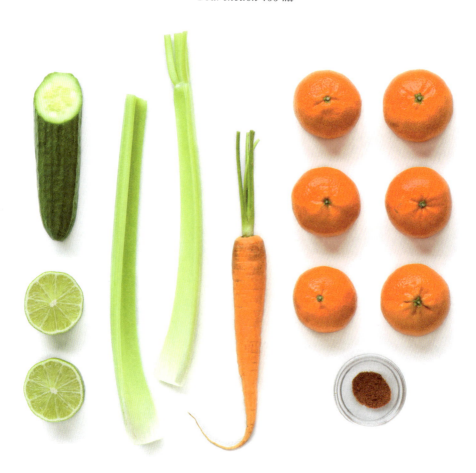

INGRÉDIENTS

1 carotte • 1 pincée de piment de Cayenne
6 clémentines épluchées • 1 citron vert épluché
2 branches de céleri • ¼ de concombre

Ce jus stimule la circulation et tonifie le cœur.

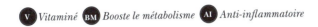 *Vitaminé* *Booste le métabolisme* *Anti-inflammatoire*

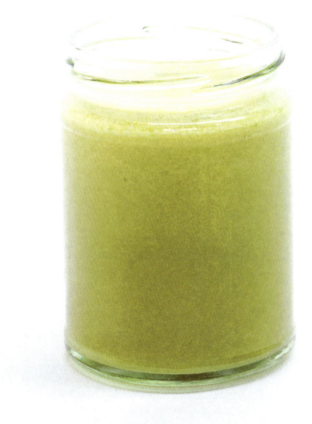

Mixez tous les ingrédients au blender avec 100 ml d'eau filtrée jusqu'à l'obtention d'un smoothie lisse. Passez la préparation au chinois en pressant bien avec une cuillère en bois ou en caoutchouc.

LAIT CHAÏ VANILLÉ : SMOOTHIE 6

Pour environ 300 ml

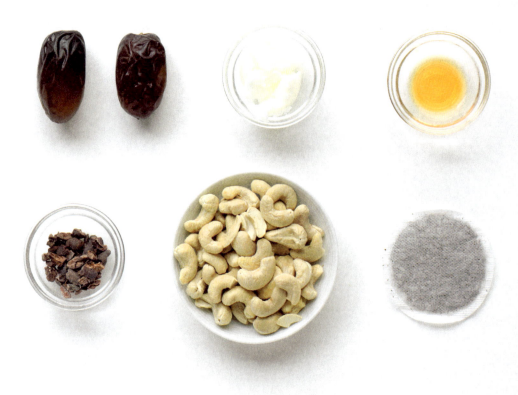

INGRÉDIENTS

75 g de noix de cajou • 2 gouttes d'extrait de vanille
1 cuillerée à soupe d'huile de coco • 1 cuillerée à café de pépites de cacao cru
2 dattes medjool dénoyautées • 1 sachet de thé chaï

Cette boisson contient du phosphore qui apporte de l'énergie et aide à renforcer les dents et les os.

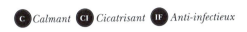 **C** *Calmant* **CI** *Cicatrisant* **IF** *Anti-infectieux*

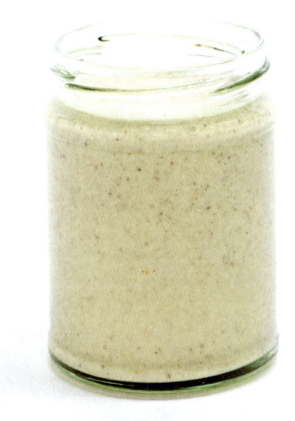

Mixez tous les ingrédients, à l'exception du thé, au blender avec 300 ml d'eau filtrée jusqu'à l'obtention d'un smoothie lisse. Passez la préparation au chinois en pressant bien avec une cuillère en bois ou en caoutchouc. Versez dans une casserole et ajoutez le sachet de thé. Faites chauffer 3 ou 4 minutes à feu doux.

TEINT FRAIS

Notre peau lutte quotidiennement contre les toxines provenant de la pollution, et les dommages causés par le soleil et les produits chimiques. Toutes ces agressions maltraitent la peau et peuvent entraîner l'apparition de rides prématurées.
La peau est notre première ligne de défense contre l'environnement, il faut donc tout faire pour qu'elle reste souple et résistante.
Eczéma, psoriasis, acné, rides... il est possible d'agir de l'intérieur pour prévenir tous ces problèmes cutanés.

Les meilleurs fruits et légumes pour avoir une peau saine

Fenouil
Source importante de vitamine C, le fenouil aide à régénérer et à réparer les cellules. Il soutient la production de collagène et contient également un phytonutriment spécifique qui réduit les inflammations et possède des propriétés antibactériennes naturelles.

Pomme
La pomme est riche en phytonutriments et contient des enzymes qui participent à la synthèse des glucides. Elle aide à régulariser le taux de sucre dans le sang, ce qui est important pour la santé de la peau car les pics de glycémie peuvent endommager son collagène.

Concombre
Bourré de minéraux et de vitamines B, le concombre est souverain pour hydrater la peau car il contient 95 % d'eau et d'importants électrolytes.

Combien de jours ?
Il s'agit d'une cure de 5 jours, mais si vous n'avez jamais fait de purification auparavant, commencez par 3 jours seulement.

Organisation
Achetez tous vos ingrédients 2 jours à l'avance. Faites un stock supplémentaire de citrons, ainsi que de tisanes. Préparer les jus et smoothies juste avant de les consommer permet de conserver un maximum de nutriments.

Planning
Consommez 6 smoothies par jour. Le matin, commencez par un smoothie dense, très nutritif, puis faites une pause avec le smoothie 2, Citron purifiant (voir page 262), et terminez par une boisson d'oléagineux qui vous rassasiera le soir.

Programme quotidien
Répétez tous les jours de votre cure :

Smoothie 1 : 8 h
Smoothie 2 : 11 h
Smoothie 3 : 13 h
Smoothie 4 : 15 h
Smoothie 5 : 17 h
Smoothie 6 : 19 h 30

Prenez votre dernier smoothie au minimum 2 heures avant d'aller vous coucher. Buvez beaucoup d'eau : environ 1,5 à 2 litres par jour.

POMME PASSION : SMOOTHIE 1

Pour environ 300 ml

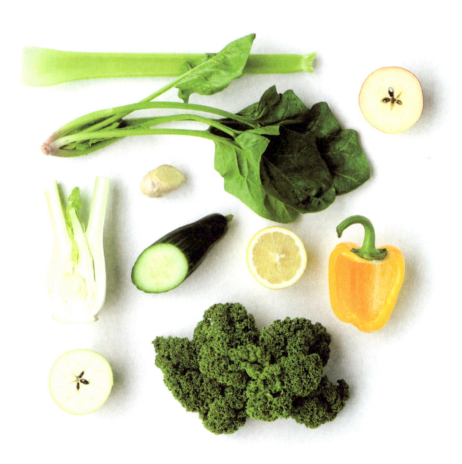

INGRÉDIENTS

½ pomme granny smith évidée • ½ pomme rouge évidée • 1 branche de céleri
½ poivron jaune • 1 poignée d'épinard • ½ fenouil • 1 poignée de chou kale
½ citron épluché • 15 g de gingembre • ¼ de concombre

Ce jus est bourré de vitamines A, C, B et B6. Il contient aussi de l'acide folique qui aide le corps à fabriquer l'ADN.

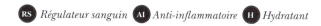 *Régulateur sanguin* **AI** *Anti-inflammatoire* **H** *Hydratant*

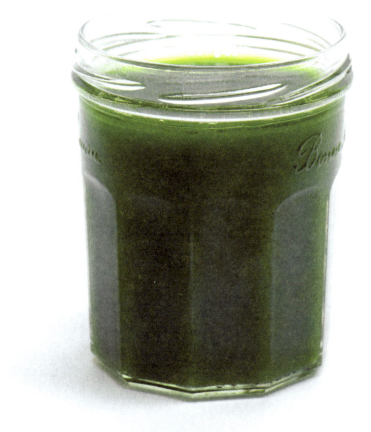

Mixez tous les ingrédients au blender avec 100 ml d'eau filtrée jusqu'à l'obtention d'un smoothie lisse. Passez la préparation au chinois en pressant bien avec une cuillère en bois ou en caoutchouc.

CITRON PURIFIANT : SMOOTHIE 2

Pour 220 ml environ

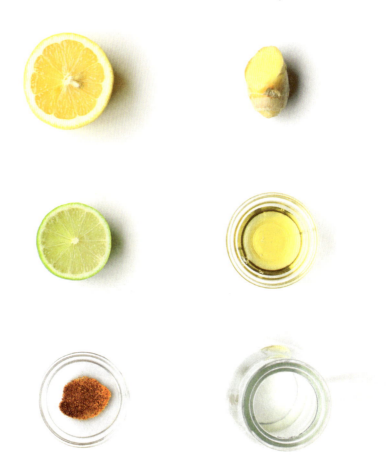

INGRÉDIENTS

le jus de ½ citron • le jus de ½ citron vert • 1 pincée de piment de Cayenne
15 g de gingembre • 1 cuillerée à café de sirop d'agave

Consommez ce jus quotidiennement pendant votre cure purifiante. Il permet de maintenir votre métabolisme en bonne santé, de booster votre immunité et apportera chaque jour de l'alcalinité à votre système. Il complétera bien les jus de légumes et de fruits.

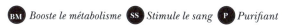 *Booste le métabolisme* **SS** *Stimule le sang* **P** *Purifiant*

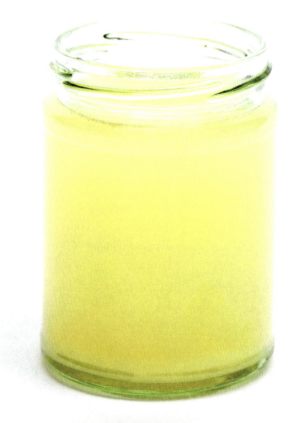

Mixez tous les ingrédients au blender avec 200 ml d'eau filtrée jusqu'à l'obtention d'un smoothie lisse. Passez la préparation dans un chinois placé au-dessus d'une carafe ou d'un petit saladier en pressant bien à l'aide d'une cuillère en bois ou d'une spatule en caoutchouc.

ANANAS BOOST : SMOOTHIE 3

Pour environ 300 ml

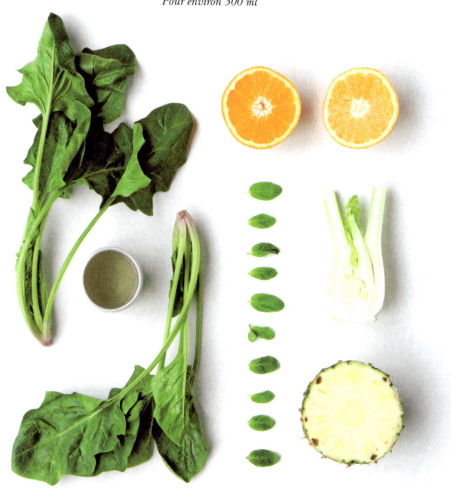

INGRÉDIENTS

1 orange épluchée • ½ fenouil • 50 ml de jus d'aloe vera
½ ananas épluché et coupé en petits morceaux • 10 feuilles de menthe
2 poignées de feuilles d'épinard

Ce jus est riche en vitamine C dont on a besoin pour synthétiser le collagène. Le collagène est la principale protéine structurelle requise pour préserver les vaisseaux sanguins, la peau et les os.

AI *Anti-inflammatoire* **M** *Enrichi en minéraux* **FD** *Favorise la digestion*

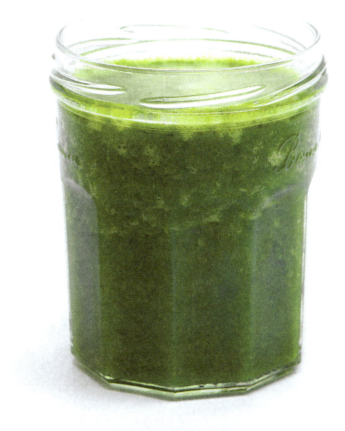

Mixez tous les ingrédients au blender jusqu'à l'obtention d'un smoothie lisse. Passez la préparation au chinois en pressant bien avec une cuillère en bois ou en caoutchouc.

CONCOMBRE THAÏ : SMOOTHIE 4

Pour environ 300 ml

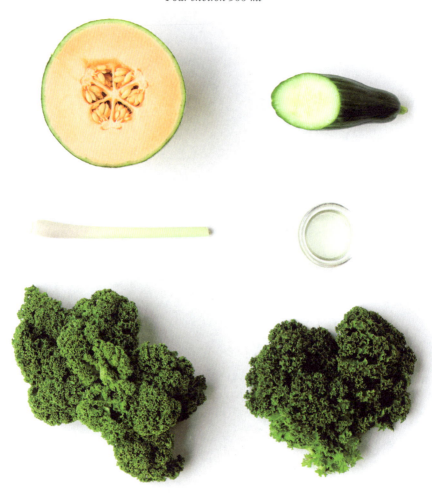

INGRÉDIENTS

¼ de concombre • ½ melon, soit environ 150 g, épluché et épépiné
1 tige de citronnelle • 2 poignées de chou kale • 100 ml d'eau de coco

Ce jus est riche en vitamine A qui est primordiale pour la bonne santé des dents, de la peau, des os et des muqueuses. Elle favorise aussi une bonne vue.

RG *Régénérant* **AI** *Anti-inflammatoire* **P** *Purifiant*

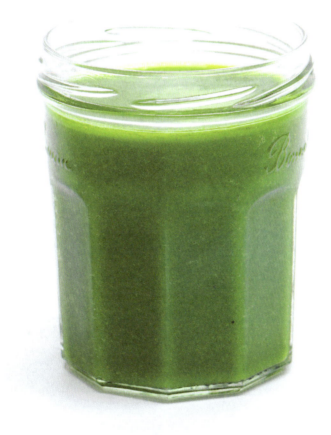

Mixez tous les ingrédients au blender jusqu'à l'obtention d'un smoothie lisse. Passez la préparation au chinois en pressant bien avec une cuillère en bois ou en caoutchouc.

VERT ÉCLAT : SMOOTHIE 5

Pour environ 300 ml

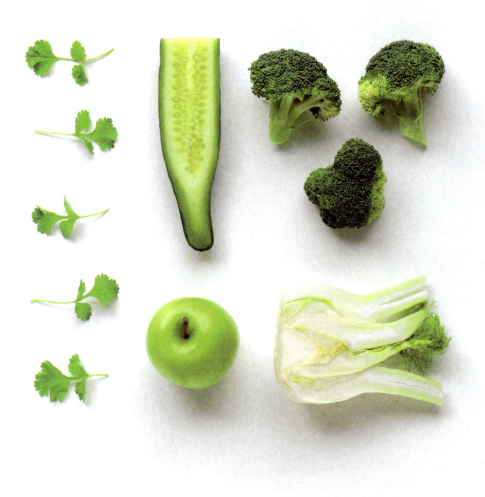

INGRÉDIENTS
3 fleurettes de brocoli • ½ fenouil • 1 granny smith évidée
¼ de concombre • 5 brins de coriandre

Ce jus est bourré de nutriments qui aident à lutter contre les maladies.

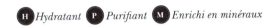 *Hydratant* **P** *Purifiant* **M** *Enrichi en minéraux*

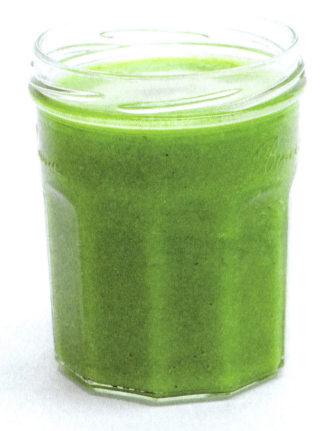

Mixez tous les ingrédients au blender avec 100 ml d'eau filtrée jusqu'à l'obtention d'un smoothie lisse. Passez la préparation au chinois en pressant bien avec une cuillère en bois ou en caoutchouc.

LAIT D'AMANDE & CURCUMA : SMOOTHIE 6

Pour environ 320 ml

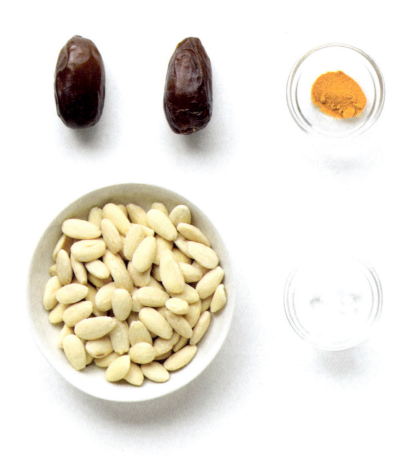

INGRÉDIENTS

100 g d'amandes • ½ cuillerée à café de curcuma en poudre
2 dattes dénoyautées • 1 pincée de sel

Cette excellente boisson protéinée favorise l'alcalinité. Elle aide aussi à réduire l'augmentation de la glycémie et coupe la faim.

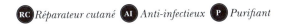 *Réparateur cutané* *Anti-infectieux* *Purifiant*

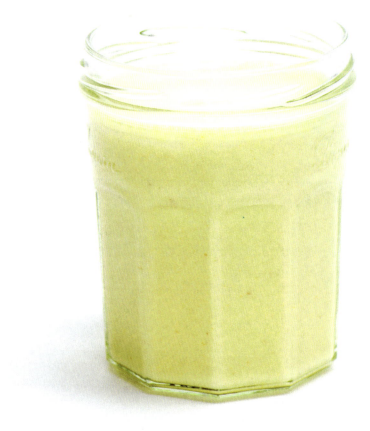

Mixez tous les ingrédients au blender avec 300 ml d'eau filtrée jusqu'à l'obtention d'un smoothie lisse. Passez la préparation au chinois en pressant bien avec une cuillère en bois ou en caoutchouc.

DIGESTION

Le système intestinal, surnommé
« le deuxième cerveau », doit être en bonne
santé pour que tout le corps aille bien. Les
résidus alimentaires et les substances non
digérées doivent continuer leur cheminement
vers le gros intestin où l'eau est absorbée et où
les matières fécales se forment. En mangeant
sainement, il est facile de vous débarrasser de
ces matières, mais si votre régime est riche en
produits carnés et en aliments industriels,
cela risque fort d'être compliqué ! Le
principal organe de purification du corps est
le gros intestin, il est vital qu'il reste propre et
tonique afin d'absorber correctement les
nutriments. Privilégier une alimentation
végétarienne complète et boire des smoothies
verts, cela vous permet de tenir les toxines
à distance et de réparer les dommages causés
à vos cellules par les radicaux libres.

Les meilleurs fruits et légumes pour favoriser la digestion

Papaye

Riche en enzymes qui digèrent les protéines, ce qui contribue
à la décomposition des protéines alimentaires dans l'estomac
et les intestins, elle régule le système digestif et favorise
le péristaltisme qui garantit un transit intestinal régulier.

Carotte

Excellent aliment pour soutenir le foie, elle stimule la
production de bile, ce qui aide à lutter contre la constipation
en liant les acides biliaires et en favorisant le péristaltisme
ainsi que la progression des déchets dans les intestins.

Pomme

Elle contient un laxatif naturel, le sorbitol, qui retient l'eau
lorsqu'il se déplace dans l'estomac en l'emportant dans l'intestin,
ce qui augmente l'humidité et favorise donc le transit. On trouve
aussi du sorbitol dans les pruneaux, les pêches et les poires.

Combien de jours ?

Il s'agit d'une cure de 5 jours,
mais si vous n'avez jamais fait
de purification auparavant,
commencez par 3 jours seulement.

Organisation

Achetez tous vos ingrédients 2
jours à l'avance. Faites un stock
supplémentaire de citrons et de
tisanes, en particulier à la menthe,
à l'ortie et au fenouil, qui favorisent
la digestion. Préparer les jus
et smoothies juste avant de les
consommer permet de conserver
un maximum de nutriments.

Planning

Consommez 6 smoothies par jour.
Le matin, commencez par un
smoothie dense, très nutritif,
puis faites une pause avec le
smoothie 2, Citron purifiant
(voir page 276), et terminez
par une boisson d'oléagineux
qui vous rassasiera le soir.

Programme quotidien

Répétez tous les jours de votre cure :

Smoothie 1 : 8 h
Smoothie 2 : 11 h
Smoothie 3 : 13 h
Smoothie 4 : 15 h
Smoothie 5 : 17 h
Smoothie 6 : 19 h 30

Prenez votre dernier smoothie au
minimum 2 heures avant d'aller
vous coucher. Buvez beaucoup
d'eau : de 1,5 à 2 litres par jour.

DIGESTIVO : SMOOTHIE 1

Pour environ 300 ml

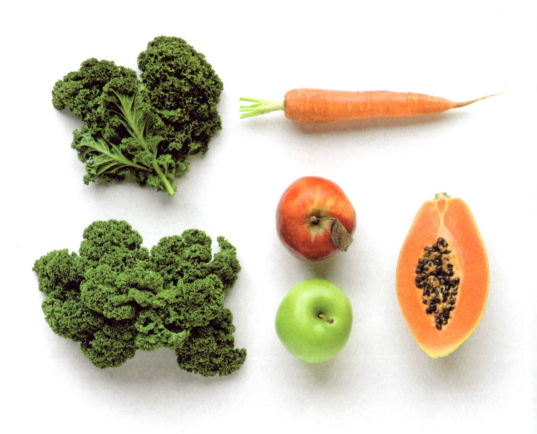

INGRÉDIENTS

1 papaye épluchée et épépinée • 2 poignées de chou kale
1 pomme granny smith évidée • 1 pomme rouge évidée • 1 carotte

Ce jus est idéal pour décomposer les protéines, ce qui favorise la digestion.

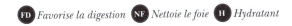 *Favorise la digestion* *Nettoie le foie* *Hydratant*

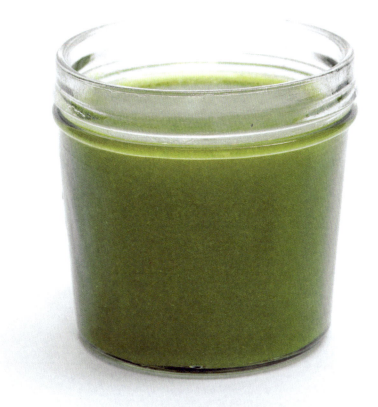

Mixez tous les ingrédients au blender avec 200 ml d'eau filtrée jusqu'à l'obtention d'un smoothie lisse. Passez la préparation au chinois en pressant bien avec une cuillère en bois ou en caoutchouc.

CITRON PURIFIANT : SMOOTHIE 2

Pour 220 ml environ

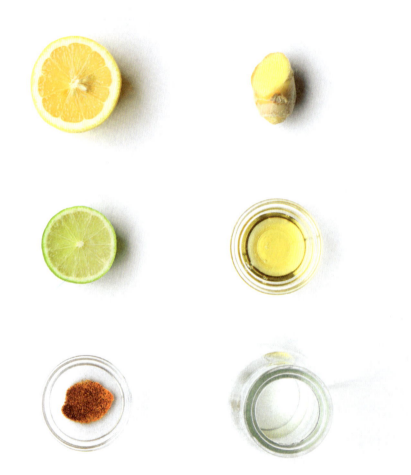

INGRÉDIENTS

le jus de ½ citron • le jus de ½ citron vert • 1 pincée de piment de Cayenne
15 g de gingembre • 1 cuillerée à café de sirop d'agave

Consommez ce jus quotidiennement pendant votre cure purifiante. Il permet de maintenir votre métabolisme en bonne santé, de booster votre immunité et apportera chaque jour de l'alcalinité à votre système. Il complétera bien les jus de légumes et de fruits.

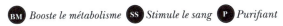 *Booste le métabolisme* **SS** *Stimule le sang* **P** *Purifiant*

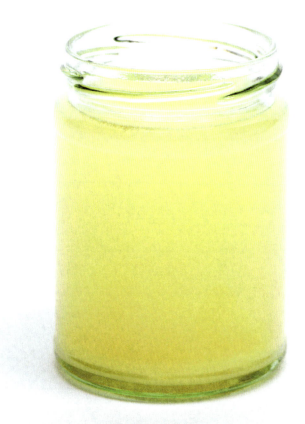

Mixez tous les ingrédients au blender avec 200 ml d'eau filtrée jusqu'à l'obtention d'un smoothie lisse. Passez la préparation dans un chinois placé au-dessus d'une carafe ou d'un petit saladier en pressant bien à l'aide d'une cuillère en bois ou d'une spatule en caoutchouc.

PÊCHE & CAROTTE : SMOOTHIE 3

Pour environ 300 ml

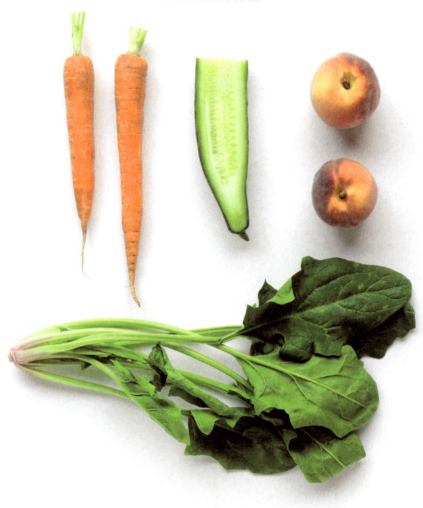

INGRÉDIENTS

2 pêches dénoyautées • 1 poignée de feuilles d'épinard
2 carottes de taille moyenne • ¼ de concombre

Plein de vitamines et de minéraux, mais aussi d'antioxydants et de fibres, ce jus est vraiment polyvalent.

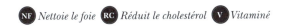 *Nettoie le foie* *Réduit le cholestérol* *Vitaminé*

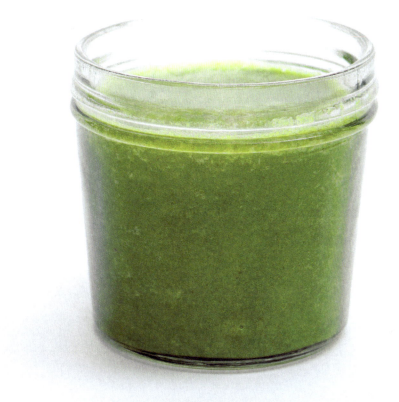

Mixez tous les ingrédients au blender avec 200 ml d'eau filtrée jusqu'à l'obtention d'un smoothie lisse. Passez la préparation au chinois en pressant bien avec une cuillère en bois ou en caoutchouc.

JUS ANTICHOLESTÉROL : SMOOTHIE 4

Pour environ 300 ml

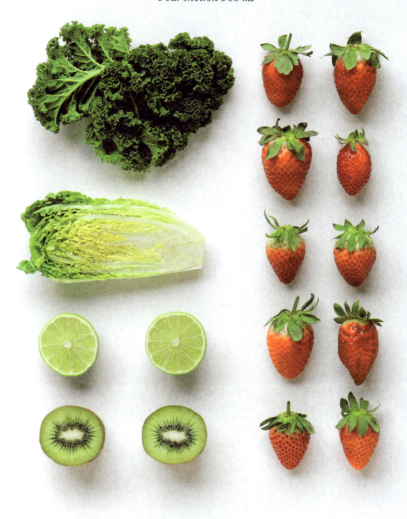

INGRÉDIENTS

1 poignée de chou kale • ½ laitue romaine • 10 fraises équeutées
1 kiwi épluché • 1 citron vert, épluché

Source importante de vitamine C et de fibres, ce smoothie aide aussi à réduire le cholestérol.

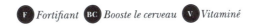 **F** *Fortifiant* **BC** *Booste le cerveau* **V** *Vitaminé*

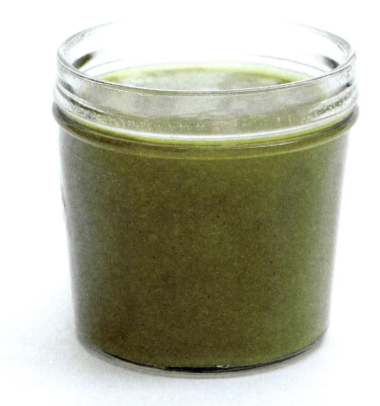

Mixez tous les ingrédients au blender avec 150 ml d'eau filtrée jusqu'à l'obtention d'un smoothie lisse. Passez la préparation au chinois en pressant bien avec une cuillère en bois ou en caoutchouc.

LIN & RAISIN : SMOOTHIE 5

Pour environ 250 ml

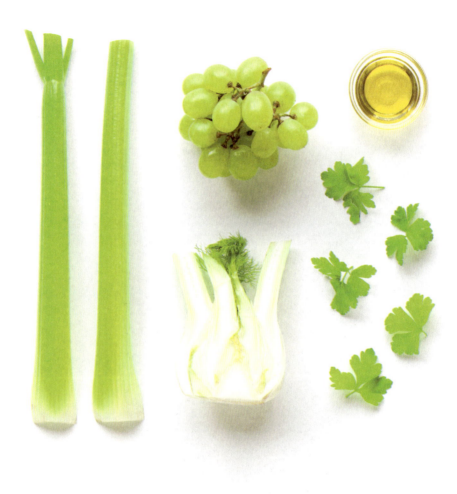

INGRÉDIENTS

1 cuillerée à soupe d'huile de lin • 2 branches de céleri
5 brins de persil • ½ fenouil • 1 petite grappe de raisin blanc sans pépins

Ce jus a une teneur élevée en antioxydants qui aident à prévenir les maladies.

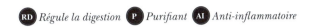 **RD** *Régule la digestion* **P** *Purifiant* **AI** *Anti-inflammatoire*

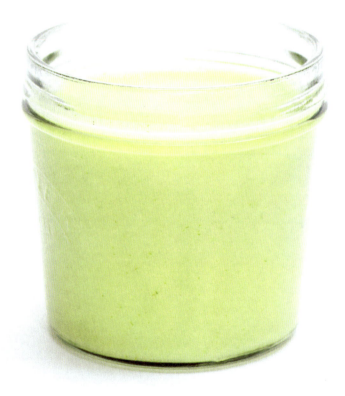

Mixez tous les ingrédients au blender avec 150 ml d'eau filtrée jusqu'à l'obtention d'un smoothie lisse. Passez la préparation au chinois en pressant bien avec une cuillère en bois ou en caoutchouc.

LAIT D'AMANDE AU FENOUIL : SMOOTHIE 6

Pour environ 300 ml

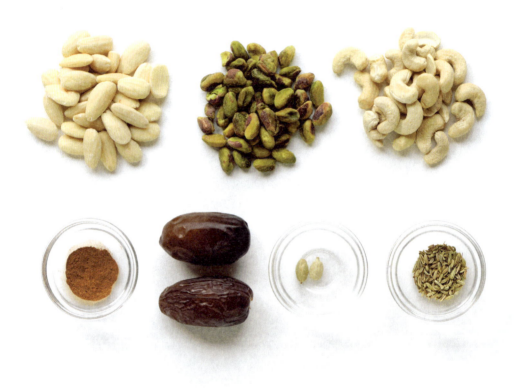

INGRÉDIENTS

30 g d'amandes • 30 g de noix de cajou • 30 g de pistaches
1 cuillerée à café de graines de fenouil • 2 capsules de cardamome
½ cuillerée à café de cannelle en poudre • 2 dattes medjool dénoyautées

Cette boisson est géniale pour augmenter votre apport en fer. Elle contribue aussi
à réduire les indigestions.

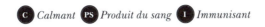 *Calmant* *Produit du sang* *Immunisant*

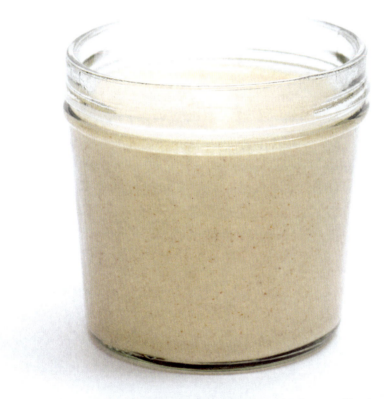

Mixez les amandes, les noix de cajou, les pistaches et les dattes au blender avec
300 ml d'eau filtrée jusqu'à l'obtention d'un smoothie lisse. Passez la préparation
au chinois en pressant bien avec une cuillère en bois ou en caoutchouc. Versez dans
une casserole, ajoutez les graines de fenouil, la cardamome et la cannelle. Faites
chauffer 3 ou 4 minutes à feu doux. Filtrez et servez immédiatement.

ANTISTRESS

Quand nous sommes stressés, notre corps sécrète de l'adrénaline et de la cortisone produites par les glandes surrénales qui se trouvent juste au-dessus des reins. Le taux de sucre dans le sang et la tension artérielle augmentent, les muscles se contractent, la respiration s'accélère, le rythme cardiaque augmente, c'est ce que l'on appelle la « réponse combat-fuite » qui peut entraîner du diabète, une prise de poids et des problèmes digestifs. Fort heureusement, vous pouvez améliorer cette situation en modifiant votre alimentation et votre mode de vie. Manger à heure fixe et dormir 8 heures par nuit peuvent aider le corps à se détendre. Consommer des glucides complexes et éviter les sucres ainsi que le grignotage sont également bénéfiques, de même que remplacer les stimulants comme l'alcool et la caféine par des aliments riches en nutriments tels que des jus verts.

Les meilleurs fruits et légumes pour combattre le stress

Céleri
Les phtalides que l'on trouve dans les phytonutriments du céleri ont un effet sédatif qui aide à réduire les hormones du stress et à détendre les parois des muscles artériels, ce qui augmente le flux sanguin. Le céleri est également une excellente source de vitamines K, C, B6, de potassium, d'acide folique et de fibres.

Banane
Une carence en vitamine B6 peut entraîner une chute de la production de sérotonine qui est une des substances chimiques clés de la bonne humeur. Manger des bananes tous les jours peut vous aider à maintenir un taux élevé de sérotonine et de potassium.

Blette
Le stress peut causer des symptômes d'anxiété et d'irritabilité qui entraînent une carence en magnésium. La blette augmente l'apport en magnésium, ce qui contribue à réduire l'anxiété.

Combien de jours ?
Il s'agit d'une cure de 5 jours, mais si vous n'avez jamais fait de purification auparavant, commencez par 3 jours seulement.

Organisation
Achetez tous vos ingrédients 2 jours à l'avance. Faites un stock supplémentaire de citrons et de tisanes. Préparer les jus et smoothies juste avant de les consommer permet de conserver un maximum de nutriments.

Planning
Consommez 6 smoothies par jour. Le matin, commencez par un smoothie dense, très nutritif, puis faites une pause avec le smoothie 2, Citron purifiant (voir page 290), et terminez par une boisson d'oléagineux qui vous rassasiera le soir.

Programme quotidien
Répétez tous les jours de votre cure :

Smoothie 1 : 8 h
Smoothie 2 : 11 h
Smoothie 3 : 13 h
Smoothie 4 : 15 h
Smoothie 5 : 17 h
Smoothie 6 : 19 h 30

Prenez votre dernier smoothie au minimum 2 heures avant d'aller vous coucher. Buvez beaucoup d'eau : de 1,5 à 2 litres par jour.

JUS BONNE HUMEUR : SMOOTHIE 1

Pour environ 250 ml

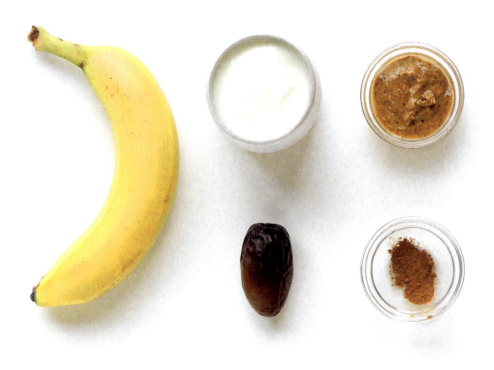

INGRÉDIENTS

1 banane épluchée • 200 ml de yaourt nature
1 cuillerée à soupe de purée d'amandes • 1 datte medjool dénoyautée
½ cuillerée à café de cannelle en poudre

Ce smoothie est riche en tryptophane qui se transforme en sérotonine dans le corps, ce qui améliore l'humeur.

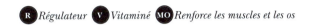 *Régulateur* *Vitaminé* *Renforce les muscles et les os*

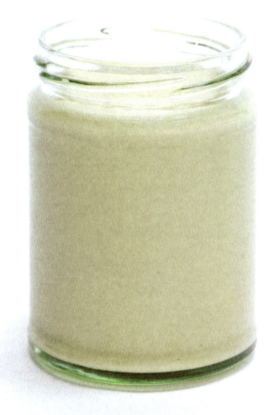

Mixez tous les ingrédients au blender avec 50 ml d'eau filtrée jusqu'à l'obtention d'un smoothie lisse. Passez la préparation au chinois en pressant bien avec une cuillère en bois ou en caoutchouc.

CITRON PURIFIANT : SMOOTHIE 2

Pour 220 ml environ

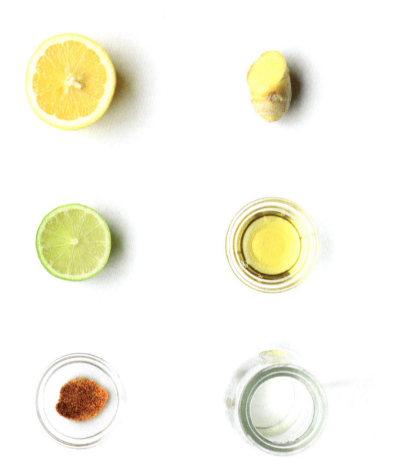

INGRÉDIENTS

le jus de ½ citron • le jus de ½ citron vert • 1 pincée de piment de Cayenne
15 g de gingembre • 1 cuillerée à café de sirop d'agave

Consommez ce jus quotidiennement pendant votre cure purifiante. Il permet de maintenir votre métabolisme en bonne santé, de booster votre immunité et apportera chaque jour de l'alcalinité à votre système. Il complétera bien les jus de légumes et de fruits.

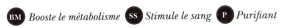 *Booste le métabolisme* **SS** *Stimule le sang* **P** *Purifiant*

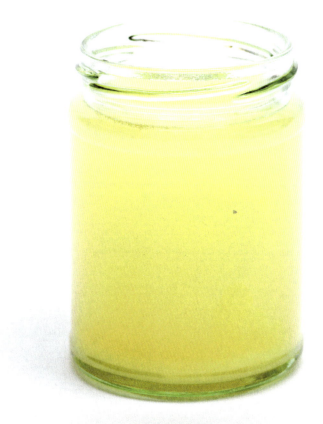

Mixez tous les ingrédients au blender avec 200 ml d'eau filtrée jusqu'à l'obtention d'un smoothie lisse. Passez la préparation dans un chinois placé au-dessus d'une carafe ou d'un petit saladier en pressant bien à l'aide d'une cuillère en bois ou d'une spatule en caoutchouc.

BOUQUET DE CÉLERI : SMOOTHIE 3

Pour environ 300 ml

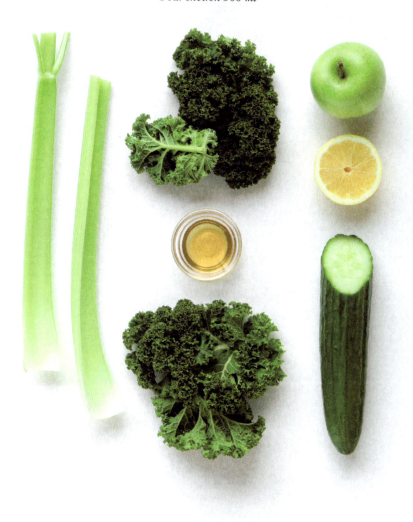

INGRÉDIENTS

2 branches de céleri • ½ concombre • 2 poignées de chou kale
1 pomme granny smith évidée • ½ citron épluché • 1 cuillerée à café de miel

Ce jus est idéal après une séance de sport car il remplace vos électrolytes et réhydrate le corps avec ses minéraux très riches.

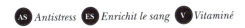 *Antistress* **ES** *Enrichit le sang* **V** *Vitaminé*

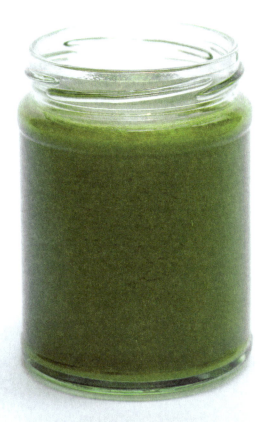

Mixez tous les ingrédients au blender avec 150 ml d'eau filtrée jusqu'à l'obtention d'un smoothie lisse. Passez la préparation au chinois en pressant bien avec une cuillère en bois ou en caoutchouc.

VERT COCO : SMOOTHIE 4

Pour environ 250 ml

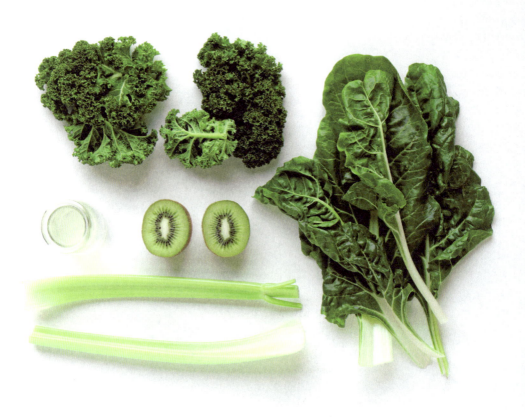

INGRÉDIENTS

4 feuilles de blette avec les tiges • 2 poignées de chou kale • 2 branches de céleri
1 kiwi épluché • 250 ml d'eau de coco

Un smoothie riche en nutriments qui aide à réguler la glycémie.

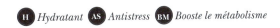 *Hydratant* *Antistress* *Booste le métabolisme*

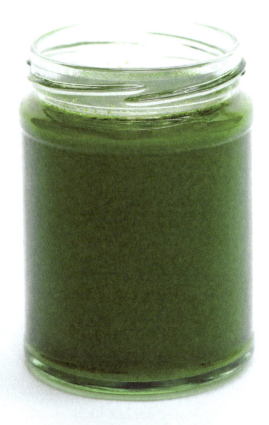

Mixez tous les ingrédients au blender jusqu'à l'obtention d'un smoothie lisse. Passez la préparation au chinois en pressant bien avec une cuillère en bois ou en caoutchouc.

ANANAS & ÉPINARD : SMOOTHIE 5

Pour environ 400 ml

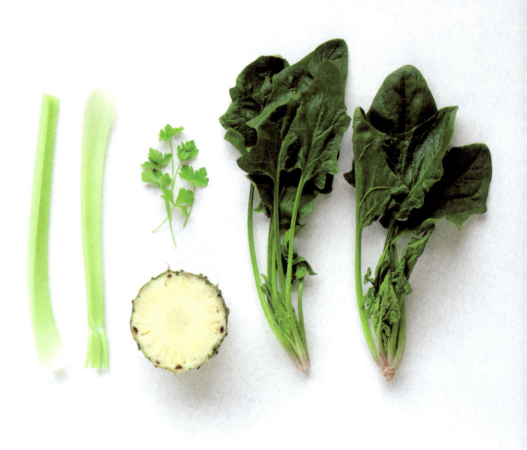

INGRÉDIENTS

⅓ d'ananas épluché et coupé en morceaux • 2 branches de céleri
2 poignées d'épinard • quelques brins de persil

Très riche en antioxydants, ce smoothie augmente le taux d'oxygène dans le sang.

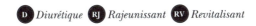 *Diurétique* *Rajeunissant* *Revitalisant*

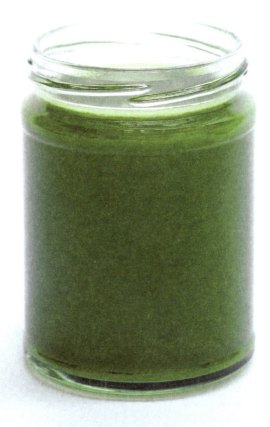

Mixez tous les ingrédients au blender avec 50 ml d'eau filtrée jusqu'à l'obtention d'un smoothie lisse. Passez la préparation au chinois en pressant bien avec une cuillère en bois ou en caoutchouc.

LAIT CAJOU & MANGUE : SMOOTHIE 6

Pour environ 350 ml

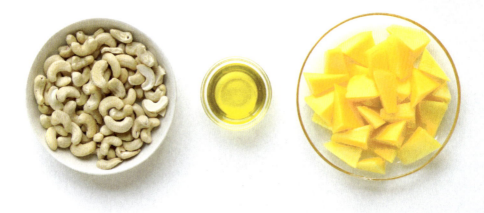

INGRÉDIENTS

75 g de noix de cajou • 1 mangue épluchée et dénoyautée
1 cuillerée à soupe d'huile de lin

Ce jus aide à alcaliniser le corps et à éclaircir le teint.

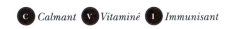 *Calmant* *Vitaminé* *Immunisant*

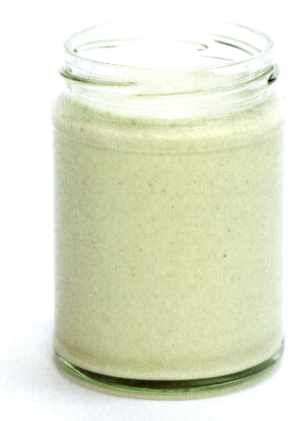

Mixez tous les ingrédients au blender avec 300 ml d'eau filtrée jusqu'à l'obtention d'un smoothie lisse. Passez la préparation au chinois en pressant bien avec une cuillère en bois ou en caoutchouc. Si le smoothie est trop épais, ajoutez un peu d'eau ou dégustez-le à la cuillère comme une soupe.

PURIFICATION

Nous avons parfois l'impression que notre corps est sans énergie, lent à se mouvoir et qu'il a besoin de recharger ses batteries. Si l'on ne peut pas prendre de vacances, cette cure purifiante est un bon point de départ. Pour rester en bonne santé, il est conseillé de se débarrasser de toutes les bactéries et de tous les corps étrangers indésirables qui parasitent notre sang, de nettoyer notre organisme en l'hydratant et de lui offrir une profusion de nutriments bienfaisants. Les smoothies sont un bon moyen d'y parvenir. En purifiant votre sang, cette cure vous donnera un grand coup de fouet, à vous et surtout à votre foie.

Les meilleurs fruits et légumes pour purifier votre corps

Gingembre
Ce rhizome à la saveur épicée contient une substance
appelée gingérol, très efficace pour tuer
les parasites et les mauvaises bactéries.

Avocat
Riche en fibres et en « bon » gras, bourré
de vitamines et de minéraux, il possède aussi
de puissantes propriétés anti-inflammatoires.

Brocoli
Source importante de nutriments essentiels, il contient
des composés anticancer et antioxydants qui aident
le foie à purifier et à nettoyer le sang.

Coriandre
C'est une herbe géniale pour purifier son corps des métaux lourds.

Combien de jours ?
Il s'agit d'une cure de 5 jours,
mais si vous n'avez jamais fait
de purification auparavant,
commencez par 3 jours seulement.

Organisation
Achetez tous vos ingrédients
2 jours à l'avance. Faites un stock
supplémentaire de citrons et de tisanes.
Buvez de la tisane au gingembre toute
la journée : 1 c. à s. de gingembre
râpé, du miel et un trait de jus de
citron. L'ail est un antibiotique naturel,
ajoutez-en pour compléter votre cure.
Préparer les jus et smoothies juste avant
de les consommer permet de conserver
un maximum de nutriments.

Planning
Consommez 6 smoothies par jour.
Le matin, commencez par un
smoothie dense, très nutritif,
puis faites une pause avec le
smoothie 2, Citron purifiant
(voir page 304), et terminez
par une boisson d'oléagineux
qui vous rassasiera le soir.

Programme quotidien
Répétez tous les jours de votre cure :

Smoothie 1 : 8 h
Smoothie 2 : 11 h
Smoothie 3 : 13 h
Smoothie 4 : 15 h
Smoothie 5 : 17 h
Smoothie 6 : 19 h 30

Prenez votre dernier smoothie au
minimum 2 heures avant d'aller
vous coucher. Buvez beaucoup
d'eau : de 1,5 à 2 litres par jour.

VELOURS VERT : SMOOTHIE 1

Pour environ 300 ml

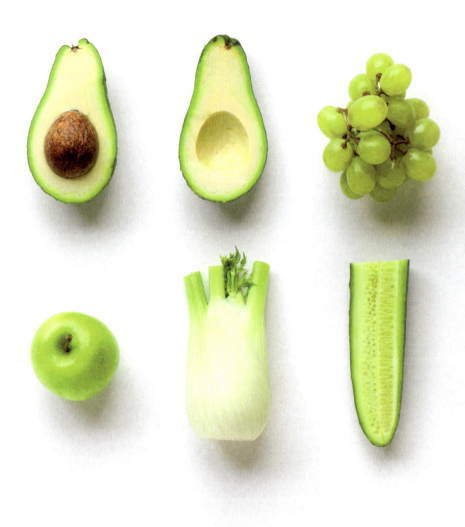

INGRÉDIENTS

1 pomme granny smith évidée • 1 fenouil • ¼ de concombre
1 avocat épluché et dénoyauté • 1 petite grappe de raisin blanc

Ce jus a une teneur élevée en fer et contient des nutriments qui facilitent la digestion.

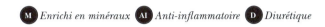 *Enrichi en minéraux* **AI** *Anti-inflammatoire* **D** *Diurétique*

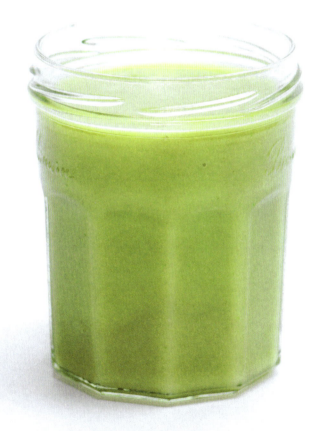

Passez tous les ingrédients au blender avec 100 ml d'eau filtrée jusqu'à l'obtention d'un smoothie lisse. S'il est un peu trop épais, ajoutez simplement un peu d'eau.

CITRON PURIFIANT : SMOOTHIE 2

Pour 220 ml environ

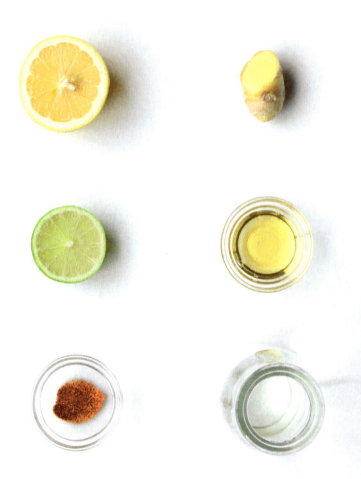

INGRÉDIENTS

le jus de ½ citron • le jus de ½ citron vert • 1 pincée de piment de Cayenne
15 g de gingembre • 1 cuillerée à café de sirop d'agave

Consommez ce jus quotidiennement pendant votre cure purifiante. Il permet de maintenir votre métabolisme en bonne santé, de booster votre immunité et apportera chaque jour de l'alcalinité à votre système. Il complétera bien les jus de légumes et de fruits.

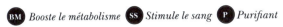 *Booste le métabolisme* **SS** *Stimule le sang* **P** *Purifiant*

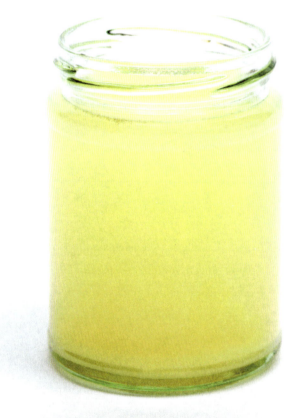

Mixez tous les ingrédients au blender avec 200 ml d'eau filtrée jusqu'à l'obtention d'un smoothie lisse. Passez la préparation dans un chinois placé au-dessus d'une carafe ou d'un petit saladier en pressant bien à l'aide d'une cuillère en bois ou d'une spatule en caoutchouc.

SPIRULINE POWER : SMOOTHIE 3

Pour environ 250 ml

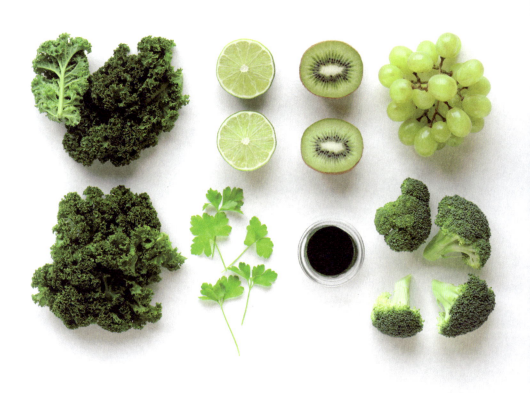

INGRÉDIENTS

2 poignées de chou kale • quelques brins de persil • 1 kiwi épluché
1 citron vert épluché • 4 fleurettes de brocoli • 1 petite grappe de raisin blanc
½ cuillerée à café de spiruline en poudre

Ce jus est riche en vitamine C et aide le foie à assurer efficacement sa fonction purifiante.

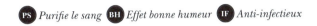 *Purifie le sang* *Effet bonne humeur* *Anti-infectieux*

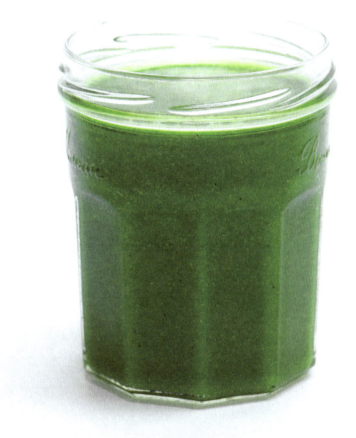

Mixez tous les ingrédients au blender avec 200 ml d'eau filtrée jusqu'à l'obtention d'un smoothie lisse. Passez la préparation au chinois en pressant bien avec une cuillère en bois ou en caoutchouc.

DOUCES RACINES : SMOOTHIE 4

Pour environ 300 ml

INGRÉDIENTS

1 carotte • 1 panais • 1 pomme de terre de taille moyenne • 1 tige de citronnelle
1 pomme granny smith évidée • 1 citron vert épluché
10 brins de coriandre • 1 cuillerée à soupe d'huile de lin

Ce smoothie est riche en acide folique et en potassium qui favorisent une bonne santé cardiovasculaire.

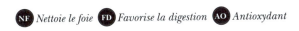 **NF** *Nettoie le foie* **FD** *Favorise la digestion* **AO** *Antioxydant*

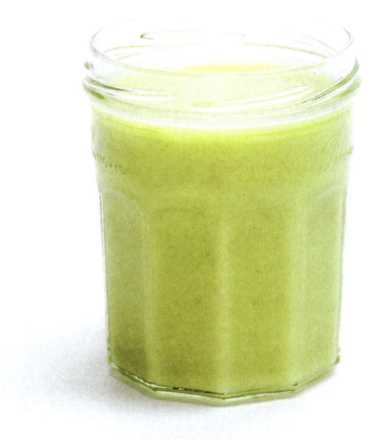

Mixez tous les ingrédients au blender avec 200 ml d'eau filtrée jusqu'à l'obtention d'un smoothie lisse. Passez la préparation au chinois en pressant bien avec une cuillère en bois ou en caoutchouc. Si le smoothie est trop épais, ajoutez simplement un peu d'eau jusqu'à l'obtention de la consistance souhaitée.

MELON EN FOLIE : SMOOTHIE 5

Pour environ 250 ml

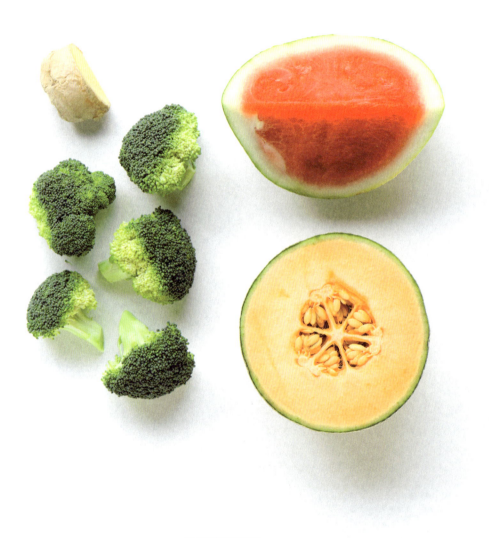

INGRÉDIENTS
5 fleurettes de brocoli • ¼ d'une petite pastèque épluchée
½ melon épluché et évidé • 15 g de gingembre

Un smoothie génial pour réduire les inflammations et avoir une peau saine grâce à la vitamine A.

PS *Purifie le sang* **H** *Hydratant* **MV** *Enrichi en minéraux et en vitamines*

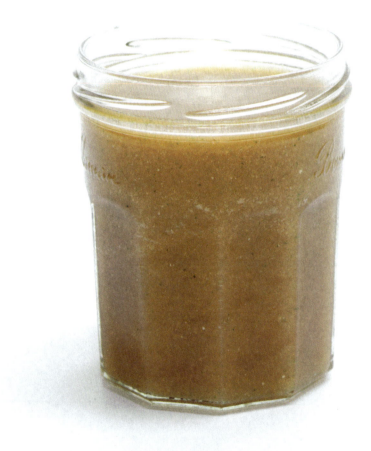

Mixez tous les ingrédients au blender jusqu'à l'obtention d'un smoothie lisse. Passez la préparation au chinois en pressant bien avec une cuillère en bois ou en caoutchouc.

LAIT D'AMANDE & GINGEMBRE : SMOOTHIE 6

Pour environ 300 ml

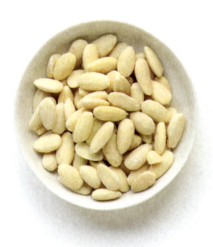
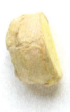
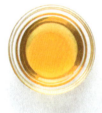

INGRÉDIENTS
100 g d'amandes • 15 g de gingembre • 1 cuillerée à café de miel

Une boisson végétale qui renforce naturellement votre système immunitaire.

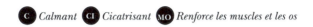

C *Calmant* **CI** *Cicatrisant* **MO** *Renforce les muscles et les os*

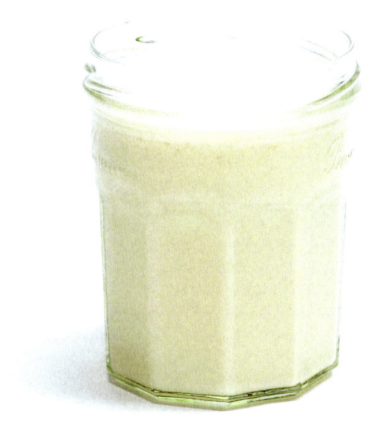

Mixez tous les ingrédients au blender avec 300 ml d'eau filtrée jusqu'à l'obtention d'un smoothie lisse. Passez la préparation au chinois en pressant bien avec une cuillère en bois ou en caoutchouc.

ACTION PROBIOTIQUE

Tout ce que vous mangez et buvez a une grande influence sur votre vitalité en général. Or, une bonne santé commence à se construire dans votre l'estomac ! Votre système digestif a donc besoin de bonnes bactéries pour lutter contre les infections. Non seulement elles défendent votre organisme, mais elles vous nourrissent en produisant des vitamines B1, B2, B5, B6, K ainsi que des acides gras essentiels, des antioxydants et des acides aminés. Pour avoir un estomac en pleine forme, vous devez donc lui apporter un grand nombre de vitamines et de minéraux. Les légumes verts frais sont très utiles dans ce cas car ils aident à produire de bonnes bactéries dans l'estomac.

Les meilleurs fruits et légumes
pour votre estomac

Graines de lin
Pendant la digestion des graines de lin, leurs phyto-œstrogènes
spécifiques, les lignanes, sont activés par les bactéries de l'intestin.
Ces composés auraient des propriétés anticancéreuses et anti-
inflammatoires ; ils contribueraient également à réduire le cholestérol.

Yaourt nature
Le yaourt, de préférence fait maison, avec des bactéries
lactiques vivantes est très riche en probiotiques. Vérifiez
bien l'étiquette des yaourts industriels, certains contenant
du sucre ou des édulcorants artificiels. Les yaourts au lait
de chèvre sont particulièrement riches en probiotiques.

Spiruline
Superaliment, la spiruline est une variété d'algue qui provoque
l'augmentation de la population de lactobacilles dans la flore
intestinale. En bonus, elle vous donnera plein d'énergie.

Combien de jours ?
Il s'agit d'une cure de 5 jours,
mais si vous n'avez jamais fait
de purification auparavant,
commencez par 3 jours seulement.

Organisation
Achetez tous vos ingrédients 2
jours à l'avance. Faites un stock
supplémentaire de citrons et de
tisanes. Buvez du kombucha,
une boisson fermentée pleine de
bonnes bactéries intestinales, si
vous en trouvez. Préparer les jus
et smoothies juste avant de les
consommer permet de conserver
un maximum de nutriments.

Planning
Consommez 6 smoothies par
jour. Le matin, commencez par
un smoothie dense, très nutritif,
puis faites une pause avec le
smoothie 2, Citron purifiant
(voir page 318), et terminez
par une boisson d'oléagineux
qui vous rassasiera le soir.

Programme quotidien
Répétez tous les jours de votre cure :

Smoothie 1 : 8 h
Smoothie 2 : 11 h
Smoothie 3 : 13 h
Smoothie 4 : 15 h
Smoothie 5 : 17 h
Smoothie 6 : 19 h 30

Prenez votre dernier smoothie au
minimum 2 heures avant d'aller
vous coucher. Buvez beaucoup
d'eau : de 1,5 à 2 litres par jour.

YAOURT MATINAL : SMOOTHIE 1

Pour environ 400 ml

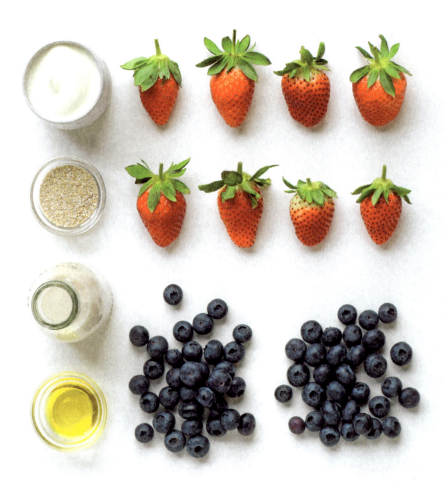

INGRÉDIENTS

200 ml de yaourt nature • 2 poignées de myrtilles • 8 fraises équeutées
100 ml de lait d'amande • 1 cuillerée à soupe de flocons d'avoine
1 cuillerée à soupe d'huile de lin

Un smoothie génial, excellente source de vitamine K qui aide à renforcer les os et à produire du sang.

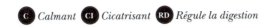 *Calmant* *Cicatrisant* *Régule la digestion*

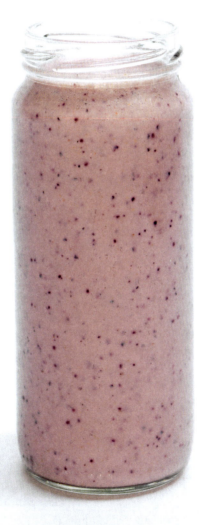

Passez tous les ingrédients au blender jusqu'à l'obtention d'un smoothie lisse.

CITRON PURIFIANT : SMOOTHIE 2

Pour 220 ml environ

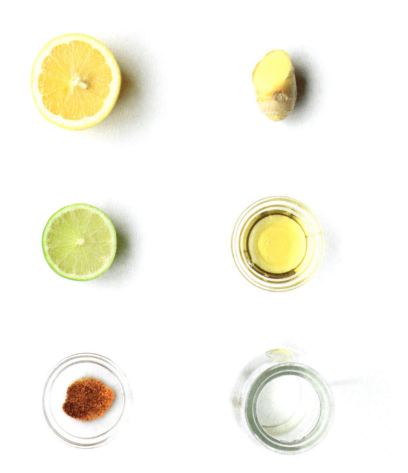

INGRÉDIENTS

le jus de ½ citron • le jus de ½ citron vert • 1 pincée de piment de Cayenne
15 g de gingembre • 1 cuillerée à café de sirop d'agave

Consommez ce jus quotidiennement pendant votre cure purifiante. Il permet de maintenir votre métabolisme en bonne santé, de booster votre immunité et apportera chaque jour de l'alcalinité à votre système. Il complétera bien les jus de légumes et de fruits.

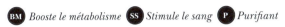 **BM** *Booste le métabolisme* **SS** *Stimule le sang* **P** *Purifiant*

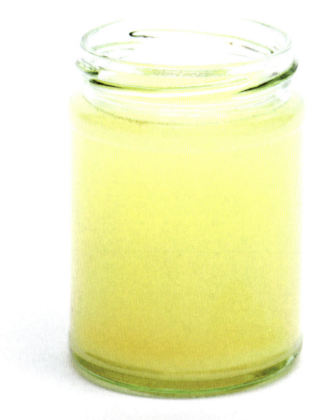

Mixez tous les ingrédients au blender avec 200 ml d'eau filtrée jusqu'à l'obtention d'un smoothie lisse. Passez la préparation dans un chinois placé au-dessus d'une carafe ou d'un petit saladier en pressant bien à l'aide d'une cuillère en bois ou d'une spatule en caoutchouc.

BOUCLIER KALE : SMOOTHIE 3

Pour environ 350 ml

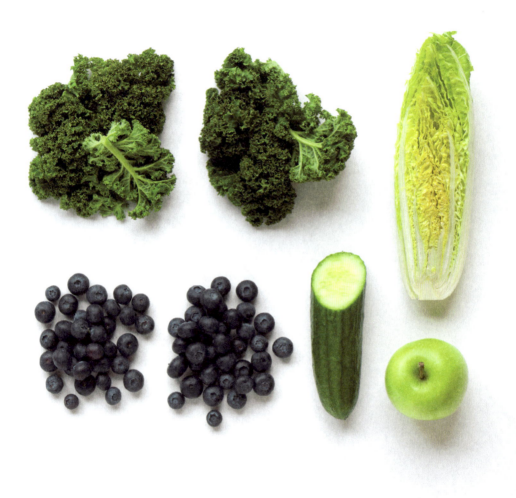

INGRÉDIENTS

½ laitue romaine • ⅓ de concombre • 2 poignées de myrtilles
2 poignées de chou kale • 1 pomme granny smith évidée

Un super jus bourré de fer, de vitamine C, d'oméga-3 et contenant 6 acides gras. Excellent pour la peau et pour renforcer le système immunitaire.

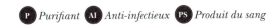 **P** *Purifiant* **AI** *Anti-infectieux* **PS** *Produit du sang*

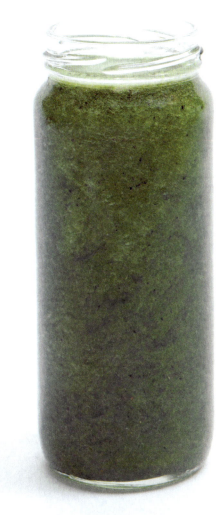

Mixez tous les ingrédients au blender avec 100 ml d'eau filtrée jusqu'à l'obtention d'un smoothie lisse. Passez la préparation au chinois en pressant bien avec une cuillère en bois ou en caoutchouc.

SAVEUR TROPICALE : SMOOTHIE 4

Pour environ 250 ml

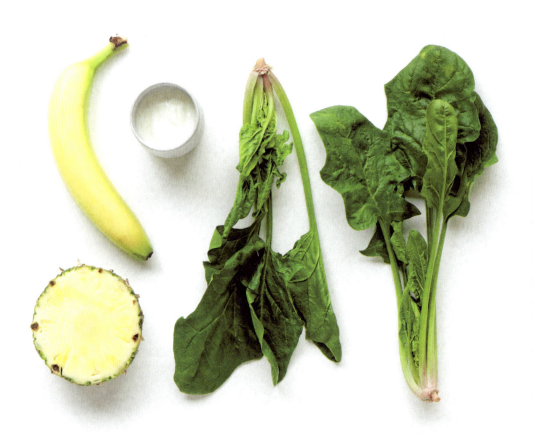

INGRÉDIENTS

1 banane épluchée • ⅓ d'ananas épluché et coupé en morceaux
2 poignées d'épinard • 150 ml de yaourt nature

Riche en lactobacilles et en calcium, ce smoothie aide à protéger le côlon.

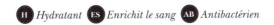 *Hydratant* *Enrichit le sang* *Antibactérien*

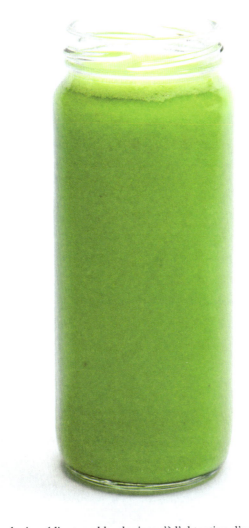

Passez tous les ingrédients au blender jusqu'à l'obtention d'un smoothie lisse.

SUPER SPIRULINE : SMOOTHIE 5

Pour environ 250 ml

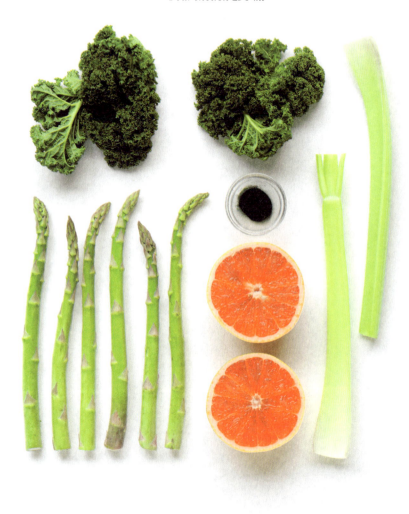

INGRÉDIENTS

1 pamplemousse rose, épluché • 2 poignées de chou kale • 6 grosses asperges
2 branches de céleri • 1 cuillerée à café de spiruline en poudre

Ce smoothie est une excellente source de protéines et de nutriments essentiels. Il fournit notamment une bonne partie de l'apport journalier recommandé en fer.

(PS) *Produit du sang* (P) *Protéiné* (A) *Alcalinisant*

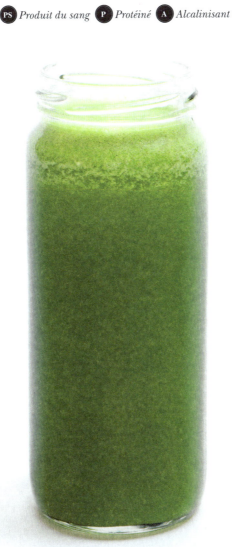

Mixez tous les ingrédients au blender avec 100 ml d'eau filtrée jusqu'à l'obtention d'un smoothie lisse. Passez la préparation au chinois en pressant bien avec une cuillère en bois ou en caoutchouc.

LASSI VERT : SMOOTHIE 6

Pour environ 300 ml

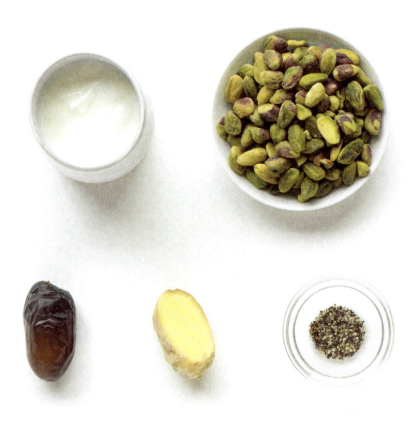

INGRÉDIENTS

75 g de pistaches • 200 ml de yaourt nature • 15 g de gingembre
1 datte medjool dénoyautée • 1 pincée de poivre noir

Une boisson idéale pour faciliter la digestion et apaiser l'estomac.

C *Calmant*   **FD** *Réduit le cholestérol*   **I** *Immunisant*

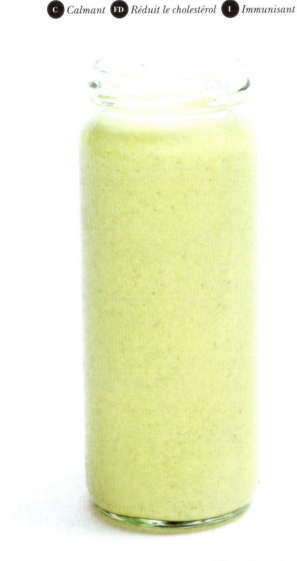

Mixez tous les ingrédients au blender avec 100 ml d'eau filtrée jusqu'à l'obtention d'un smoothie lisse. Passez la préparation au chinois en pressant bien avec une cuillère en bois ou en caoutchouc.

ACTION ALCALINISANTE

Le pH du sang indique le taux d'acidité ou d'alcalinité de l'organisme. Un pH bas peut indiquer que vos tissus sont trop acides, ce qui peut affecter votre santé au niveau cellulaire et entraîner de la fatigue, de l'ostéoporose, des mycoses, une perte musculaire, des calculs rénaux et, surtout, une augmentation des radicaux libres. La bonne nouvelle, c'est que manger et boire des aliments riches en minéraux alcalins est la méthode la plus simple et la plus efficace pour rétablir un bon équilibre cellulaire et être de nouveau au top de votre forme. Les aliments alcalins comprennent des légumes comme la salade verte, les épinards, le chou kale et le chou. Plus un légume est coloré, plus il est alcalin. Les fruits frais eux aussi sont bénéfiques, de même que les céréales et pseudo-céréales comme le quinoa, l'amarante, le millet et le teff.

Les meilleurs fruits et légumes pour favoriser l'alcalinité

Légumes-racines

En plus d'être riches en minéraux, tous ces légumes, dont la betterave, les radis, le panais et la carotte, sont bénéfiques pour l'alcalinité.

Poivron rouge

Le poivron rouge, qui contient des enzymes essentielles pour la fonction endocrinienne, est l'un des meilleurs aliments pour alcaliniser l'organisme. Il est également réputé pour ses propriétés antibactériennes et sa teneur élevée en vitamine A, ce qui le rend efficace pour lutter contre les radicaux libres qui engendrent stress et maladies.

Citron

On pourrait croire que ce fruit jaune est acide, mais ce n'est pas le cas. C'est un des aliments les plus alcalins. Désinfectant naturel, le citron peut soigner les plaies mais aussi apporter un soulagement immédiat en cas d'hyperacidité, d'attaque virale, de toux, de rhume, de grippe et de brûlure d'estomac. Le citron tonifie le foie et favorise la purification.

Combien de jours ?

Il s'agit d'une cure de 5 jours, mais si vous n'avez jamais fait de purification auparavant, commencez par 3 jours seulement.

Organisation

Achetez tous vos ingrédients 2 jours à l'avance. Faites un stock supplémentaire de citrons et de tisanes. Préparer les jus et smoothies juste avant de les consommer permet de conserver un maximum de nutriments.

Planning

Consommez 6 smoothies par jour. Le matin, commencez par un smoothie dense, très nutritif, puis faites une pause avec le smoothie 2, Citron purifiant (voir page 332), et terminez par une boisson d'oléagineux qui vous rassasiera le soir.

Programme quotidien

Répétez tous les jours de votre cure :

Smoothie 1 : 8 h
Smoothie 2 : 11 h
Smoothie 3 : 13 h
Smoothie 4 : 15 h
Smoothie 5 : 17 h
Smoothie 6 : 19 h 30

Prenez votre dernier smoothie au minimum 2 heures avant d'aller vous coucher. Buvez beaucoup d'eau : de 1,5 à 2 litres par jour.

TOUT VERT : SMOOTHIE 1

Pour environ 300 ml

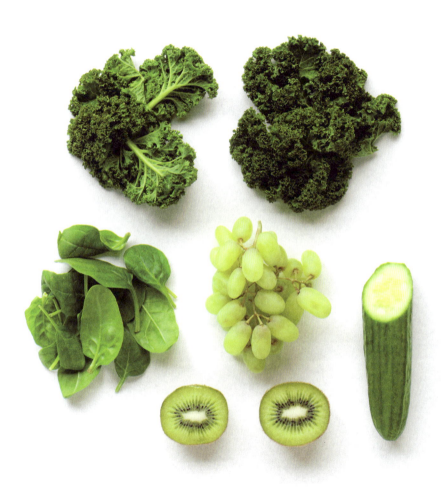

INGRÉDIENTS

2 poignées de chou kale • 1 poignée de jeunes pousses d'épinard
¼ de concombre • 1 petite grappe de raisin blanc • 1 kiwi épluché

Riche en vitamine C, ce jus est idéal pour booster votre système immunitaire.

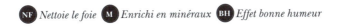 *Nettoie le foie* *Enrichi en minéraux* *Effet bonne humeur*

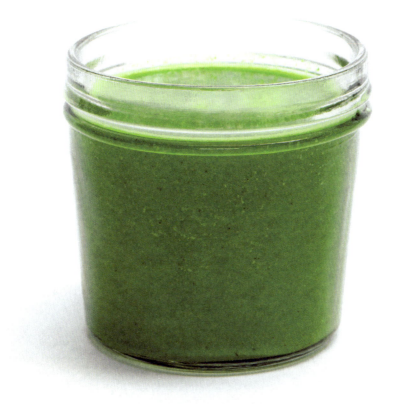

Mixez tous les ingrédients au blender avec 100 ml d'eau filtrée jusqu'à l'obtention d'un smoothie lisse. Passez la préparation au chinois en pressant bien avec une cuillère en bois ou en caoutchouc.

CITRON PURIFIANT : SMOOTHIE 2

Pour 220 ml environ

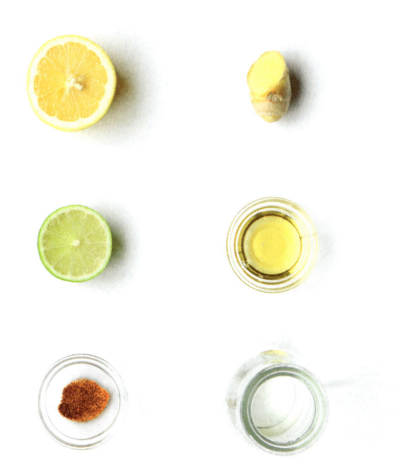

INGRÉDIENTS

le jus de ½ citron • le jus de ½ citron vert • 1 pincée de piment de Cayenne
15 g de gingembre • 1 cuillerée à café de sirop d'agave

Consommez ce jus quotidiennement pendant votre cure purifiante. Il permet de maintenir votre métabolisme en bonne santé, de booster votre immunité et apportera chaque jour de l'alcalinité à votre système. Il complétera bien les jus de légumes et de fruits.

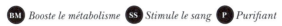 **BM** *Booste le métabolisme* **SS** *Stimule le sang* **P** *Purifiant*

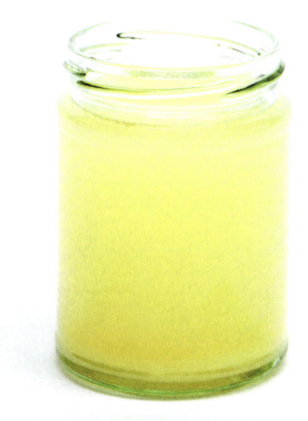

Mixez tous les ingrédients au blender avec 200 ml d'eau filtrée jusqu'à l'obtention d'un smoothie lisse. Passez la préparation dans un chinois placé au-dessus d'une carafe ou d'un petit saladier en pressant bien à l'aide d'une cuillère en bois ou d'une spatule en caoutchouc.

JUS FRAIS : SMOOTHIE 3

Pour environ 300 ml

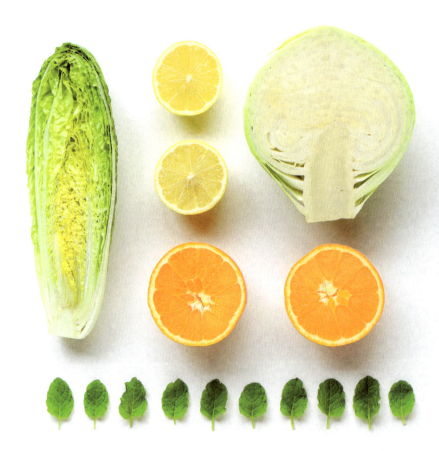

INGRÉDIENTS

½ laitue romaine • 1 citron épluché • ½ chou blanc
1 orange épluchée • 10 feuilles de menthe

La vitamine C, l'acide folique et le potassium contenus dans ce jus permettent de stabiliser la glycémie.

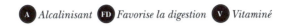 *Alcalinisant* *Favorise la digestion* *Vitaminé*

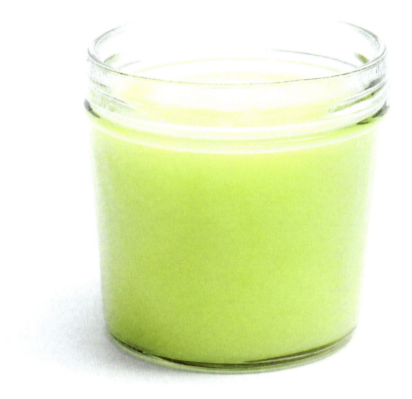

Mixez tous les ingrédients au blender avec 100 ml d'eau filtrée jusqu'à l'obtention d'un smoothie lisse. Passez la préparation au chinois en pressant bien avec une cuillère en bois ou en caoutchouc.

VITAMINES POURPRES : SMOOTHIE 4

Pour environ 350 ml

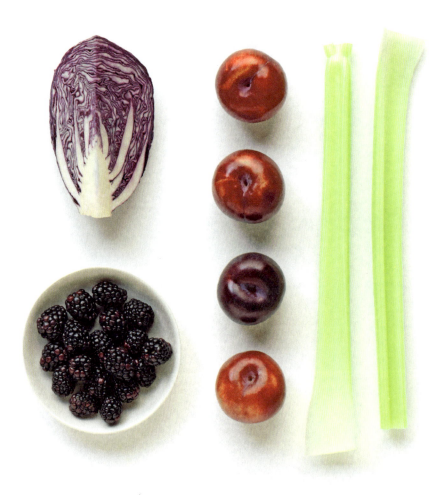

INGRÉDIENTS

¼ de chou rouge (125 g environ) • 2 branches de céleri
4 prunes dénoyautées • 1 grosse poignée de mûres

Ce jus est bourré de vitamines puissantes, très bénéfiques pour la santé de votre système immunitaire.

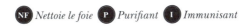 *Nettoie le foie* *Purifiant* *Immunisant*

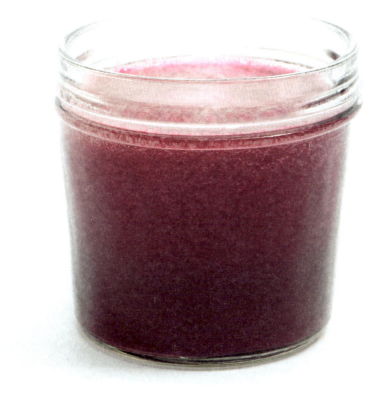

Mixez tous les ingrédients au blender avec 100 ml d'eau filtrée jusqu'à l'obtention d'un smoothie lisse. Passez la préparation au chinois en pressant bien avec une cuillère en bois ou en caoutchouc.

BETTERAVE BOOST : SMOOTHIE 5

Pour environ 250 ml

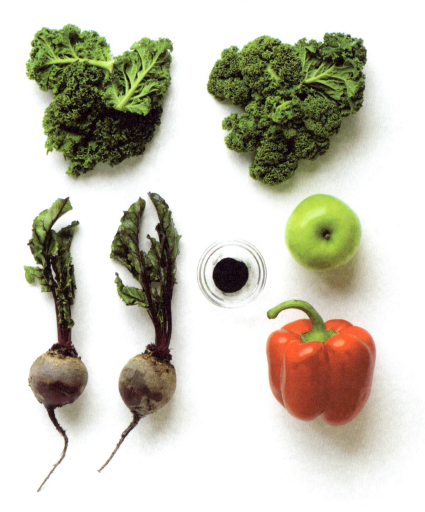

INGRÉDIENTS

2 betteraves • 1 poivron rouge épépiné • 2 poignées de chou kale
1 pomme granny smith évidée • 1 cuillerée à café d'herbe de blé en poudre

Ce jus regorge de vitamines A, C et K qui soutiennent votre fonction immunitaire et réduisent les inflammations.

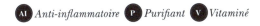 *Anti-inflammatoire* *Purifiant* *Vitaminé*

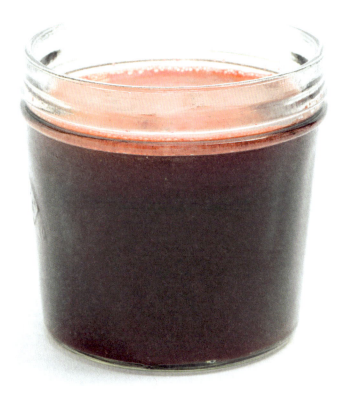

Mixez tous les ingrédients au blender avec 200 ml d'eau filtrée jusqu'à l'obtention d'un smoothie lisse. Passez la préparation au chinois en pressant bien avec une cuillère en bois ou en caoutchouc.

LAIT DU BRÉSIL : SMOOTHIE 6

Pour environ 300 ml

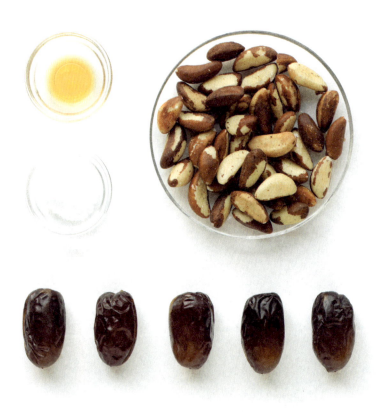

INGRÉDIENTS

100 g de noix du Brésil • 5 dattes medjool dénoyautées
1 pincée de sel • 2 gouttes d'extrait de vanille

Le sélénium, présent dans cette boisson végétale, est un oligoélément essentiel pour le système immunitaire et la fonction thyroïdienne.

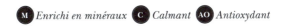 **M** *Enrichi en minéraux* **C** *Calmant* **AO** *Antioxydant*

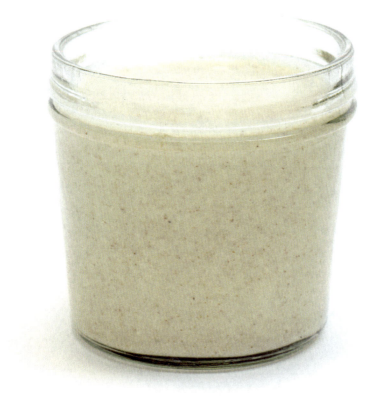

Mixez tous les ingrédients au blender avec 300 ml d'eau filtrée jusqu'à l'obtention d'un smoothie lisse. Passez la préparation au chinois en pressant bien avec une cuillère en bois ou en caoutchouc.

BOOSTER ÉNERGÉTIQUE

L'exercice régulier a un effet immédiat sur l'humeur, la santé cardiaque, la peau, et tout cela peut favoriser un vrai regain d'énergie. Il suffit de manger les bons aliments et de faire le plein de glucides. Les légumineuses, les pseudo-céréales et les céréales complètes comme le quinoa, l'épeautre et le riz complet sont d'excellentes sources de sucres lents. Les protéines soutiennent la pratique du sport et aident à restaurer et à réparer les tissus musculaires. Les œufs, les légumineuses, les fruits à coque et les graines en contiennent tous beaucoup. Cette cure est utile quand vous ressentez une baisse de forme et avez besoin d'énergie. Elle vous aidera aussi à améliorer vos performances sportives.

Les meilleurs fruits et légumes pour faire le plein d'énergie

Banane

La banane est une excellente source d'antioxydants et de glucides sains qui se décomposent en glucose dans le sang pour apporter du carburant à l'organisme. Elle contient peu de fibres et elle est donc facile à digérer. Comme elle se décompose très facilement, il est recommandé de la mélanger avec une protéine ou une matière grasse saine, du beurre de cacahuète par exemple.

Épinard

L'épinard contient du fer qui vous donnera de l'énergie. Une carence en fer est souvent en cause quand on se sent fatigué. Si votre régime alimentaire n'est pas assez riche en fer, vos tissus ne reçoivent pas assez d'oxygène.

Raisin

Le raisin est riche en vitamine C qui aide votre corps à former les acides aminés précurseurs des substances chimiques qui régulent votre niveau d'énergie. La fatigue est l'un des premiers signes de carence en vitamine C.

Combien de jours ?

Il s'agit d'une cure de 3 jours.

Organisation

Achetez tous vos ingrédients 2 jours à l'avance. Faites un stock supplémentaire de citrons et de tisanes. Préparer les jus et smoothies juste avant de les consommer permet de conserver un maximum de nutriments.

Planning

Consommez 6 smoothies par jour. Le matin, commencez par un smoothie dense, très nutritif, puis faites une pause avec le smoothie 2, Citron purifiant (voir page 346), et terminez par une boisson d'oléagineux qui vous rassasiera le soir.

Programme quotidien

Répétez tous les jours de votre cure :

Smoothie 1 : 8 h
Smoothie 2 : 11 h
Smoothie 3 : 13 h
Smoothie 4 : 15 h
Smoothie 5 : 17 h
Smoothie 6 : 19 h 30

Prenez votre dernier smoothie au minimum 2 heures avant d'aller vous coucher. Buvez beaucoup d'eau : de 1,5 à 2 litres par jour.

Pour environ 300 ml

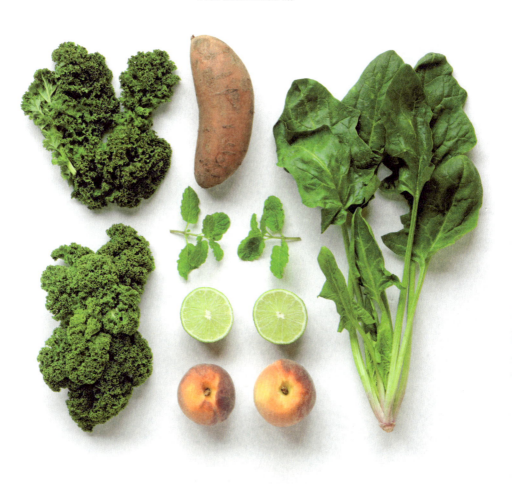

INGRÉDIENTS

125 g de patate douce (environ 1 petite patate douce),
épluchée et coupée en petits morceaux • 2 poignées de chou kale
1 poignée d'épinard • 2 pêches dénoyautées • 2 brins de menthe
1 citron vert, épluché

Ce smoothie contient énormément de vitamine D importante pour maintenir un bon niveau d'énergie, une bonne humeur, et pour avoir des os, un cœur, une peau, des dents et des nerfs en bonne santé.

E *Énergisant* **M** *Enrichi en minéraux* **FD** *Favorise la digestion*

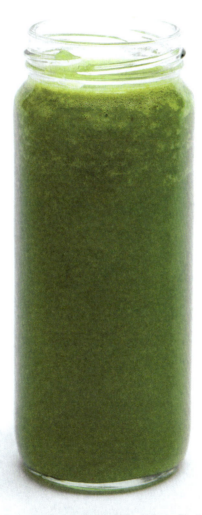

Mixez tous les ingrédients au blender avec 200 ml d'eau filtrée jusqu'à l'obtention d'un smoothie lisse. Passez la préparation au chinois en pressant bien avec une cuillère en bois ou en caoutchouc.

CITRON PURIFIANT : SMOOTHIE 2

Pour 220 ml environ

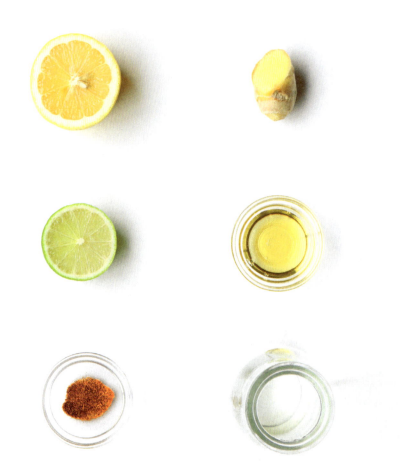

INGRÉDIENTS

le jus de ½ citron • le jus de ½ citron vert • 1 pincée de piment de Cayenne
15 g de gingembre • 1 cuillerée à café de sirop d'agave

Consommez ce jus quotidiennement pendant votre cure purifiante. Il permet de maintenir votre métabolisme en bonne santé, de booster votre immunité et apportera chaque jour de l'alcalinité à votre système. Il complétera bien les jus de légumes et de fruits.

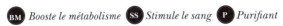 *Booste le métabolisme*   **SS** *Stimule le sang*   **P** *Purifiant*

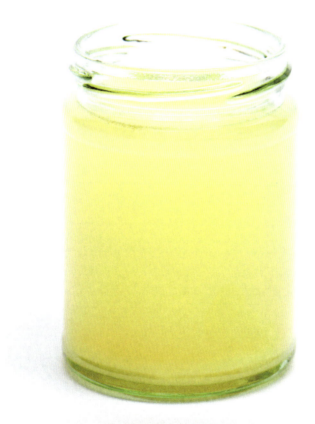

Mixez tous les ingrédients au blender avec 200 ml d'eau filtrée jusqu'à l'obtention d'un smoothie lisse. Passez la préparation dans un chinois placé au-dessus d'une carafe ou d'un petit saladier en pressant bien à l'aide d'une cuillère en bois ou d'une spatule en caoutchouc.

BANANA BOOST : SMOOTHIE 3

Pour environ 250 ml

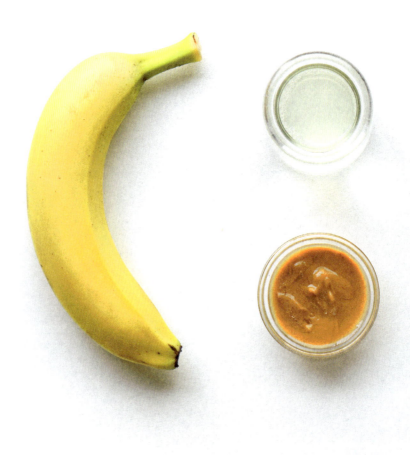

INGRÉDIENTS

1 banane épluchée • 1 cuillerée à soupe de beurre de cacahuète
250 ml d'eau de coco

Ce smoothie est riche en potassium qui enrichit
le sang et prévient l'hypertension artérielle.

FD *Favorise la digestion* **H** *Hydratant* **E** *Énergisant*

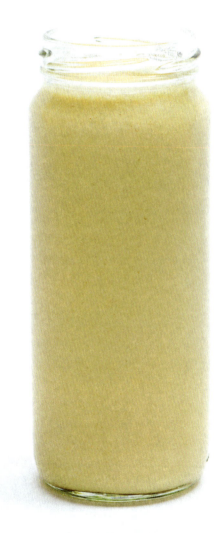

Passez tous les ingrédients au blender jusqu'à l'obtention d'un smoothie lisse.

PAMPLEMOUSSE COUPE-FAIM : SMOOTHIE 4

Pour environ 250 ml

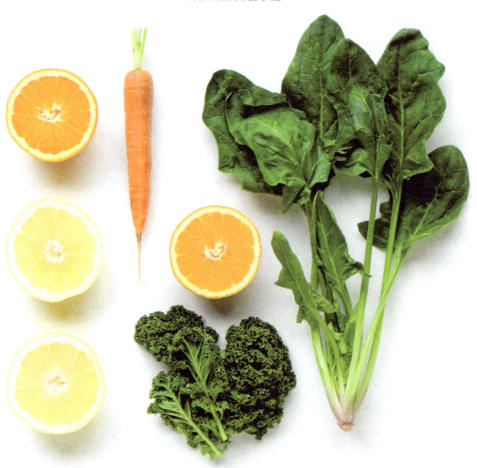

INGRÉDIENTS

1 carotte de taille moyenne • 1 poignée de feuilles d'épinard • 1 poignée de chou kale
1 orange épluchée • 1 pamplemousse blanc, épluché

Ce jus aide à réguler la faim. Il est également riche en vitamine C
et en bêta-carotène.

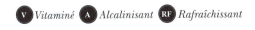 *Vitaminé* **A** *Alcalinisant* **RF** *Rafraîchissant*

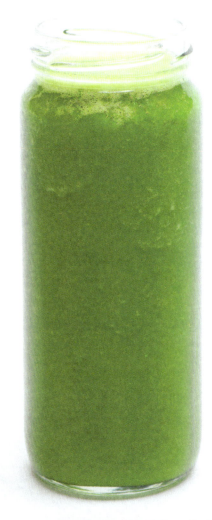

Mixez tous les ingrédients au blender avec 100 ml d'eau filtrée jusqu'à l'obtention
d'un smoothie lisse. Passez la préparation au chinois en pressant bien avec une
cuillère en bois ou en caoutchouc.

BETTERAVE FRAÎCHE : SMOOTHIE 5

Pour environ 300 ml

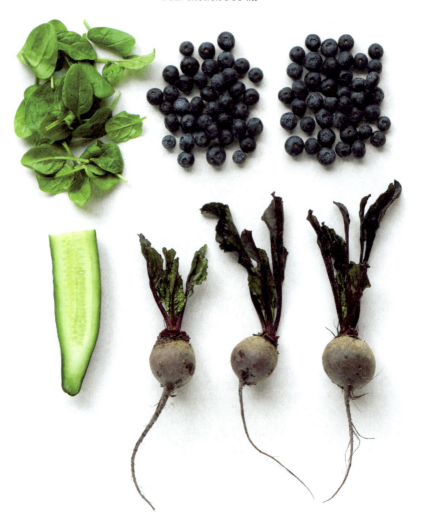

INGRÉDIENTS

3 betteraves • 1 poignée de jeunes pousses d'épinard
2 poignées de myrtilles • ¼ de concombre

Ce jus riche en nutriments aide à augmenter votre résistance et à renforcer vos muscles afin qu'ils fassent diminuer plus efficacement votre tension artérielle.

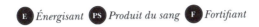 *Énergisant* **PS** *Produit du sang* **F** *Fortifiant*

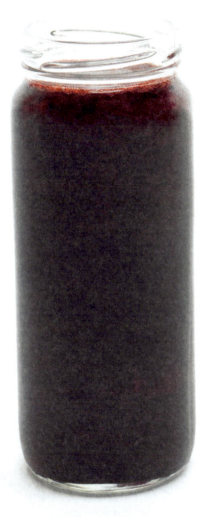

Mixez tous les ingrédients au blender avec 150 ml d'eau filtrée jusqu'à l'obtention d'un smoothie lisse. Passez la préparation au chinois en pressant bien avec une cuillère en bois ou en caoutchouc.

LAIT À LA PATATE DOUCE : SMOOTHIE 6

Pour environ 300 ml

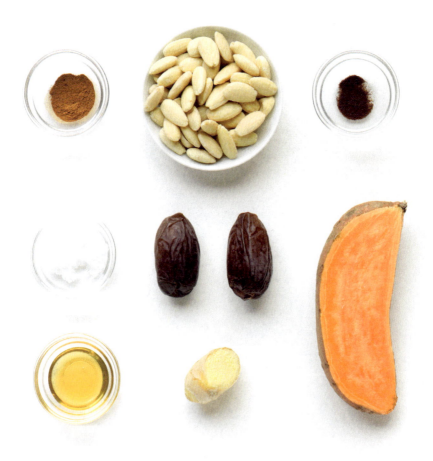

INGRÉDIENTS

75 g d'amandes • ½ cuillerée à café de cannelle en poudre
125 g de patate douce (environ ½ patate douce de taille moyenne)
1 pincée de clou de girofle en poudre • 15 g de gingembre
2 dattes medjool • 1 cuillerée à café de miel • 1 pincée de sel

Cette boisson aide à réguler le taux de sucre dans le sang et à faire taire la faim.

RJ *Rajeunissant* **RT** *Réduit la tension artérielle* **C** *Calmant*

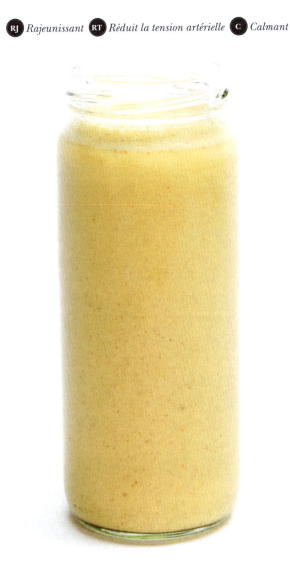

Mixez tous les ingrédients au blender avec 300 ml d'eau filtrée jusqu'à l'obtention d'un smoothie lisse. Passez la préparation au chinois en pressant bien avec une cuillère en bois ou en caoutchouc. N'hésitez pas à faire chauffer cette boisson à la casserole pendant 3 ou 4 minutes à feu doux, si vous le souhaitez.

BOOSTER ESTIVAL

Cette purification polyvalente ne se concentre pas sur une seule partie de votre corps. Si vous souhaitez vous sentir frais et revitalisé, prêt à sortir pour profiter du soleil, cette cure est faite pour vous. Et si vous vous sentez un peu fatigué, si l'idée de vous retrouver en maillot de bain vous angoisse, si votre peau a besoin d'un coup d'éclat et si vous avez une folle envie de vous sentir bien, ce programme vous redonnera confiance en vous, il vous aidera à vous sentir mieux de l'intérieur et donnera du peps à votre peau.

Les meilleurs fruits et légumes pour booster votre organisme

Chou kale

Ce légume de la famille des crucifères est le roi des fibres.
Il vous aidera à vous sentir rassasié pendant un bon moment,
mais il contient également des antioxydants, beaucoup d'oméga-3
et possède même des propriétés anti-inflammatoires.

Framboise

Ce joli petit fruit rouge est excellent et reste tout aussi riche
en nutriments quand il est congelé. Il possède une teneur
élevée en vitamines et minéraux, notamment
en potassium, en calcium et en acide folique qui aident
à maintenir une pression artérielle stable et stimulent
le développement ainsi que la croissance des os.

Melon

Riche en vitamine C et en potassium, le melon est un super fruit bien
juteux, très bénéfique dans le cadre d'une alimentation équilibrée.

Combien de jours ?

Il s'agit d'une cure de 5 jours,
mais si vous n'avez jamais fait
de purification auparavant,
commencez par 3 jours seulement.

Organisation

Achetez tous vos ingrédients 2
jours à l'avance. Faites un stock
supplémentaire de citrons et
de tisanes. Préparer les jus et
smoothies juste avant de les
consommer permet de conserver
un maximum de nutriments.

Planning

Consommez 6 smoothies par
jour. Le matin, commencez par
un smoothie dense, très nutritif,
puis faites une pause avec le
smoothie 2, Citron purifiant
(voir page 360), et terminez
par une boisson d'oléagineux
qui vous rassasiera le soir.

Programme quotidien

Répétez tous les jours de votre cure :

Smoothie 1 : 8 h
Smoothie 2 : 11 h
Smoothie 3 : 13 h
Smoothie 4 : 15 h
Smoothie 5 : 17 h
Smoothie 6 : 19 h 30

Prenez votre dernier smoothie au
minimum 2 heures avant d'aller
vous coucher. Buvez beaucoup
d'eau : de 1,5 à 2 litres par jour.

SUPER KALE : SMOOTHIE 1

Pour environ 300 ml

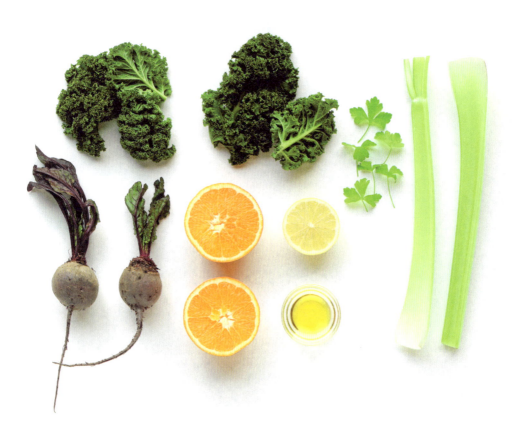

INGRÉDIENTS

2 poignées de chou kale • 2 petites betteraves • 1 orange épluchée
quelques brins de persil • 2 branches de céleri • ½ citron épluché
1 cuillerée à soupe d'huile de lin

Ce jus riche en calcium est très bénéfique pour les os.

AI *Anti-inflammatoire*   **AO** *Antioxydant*   **FD** *Favorise la digestion*

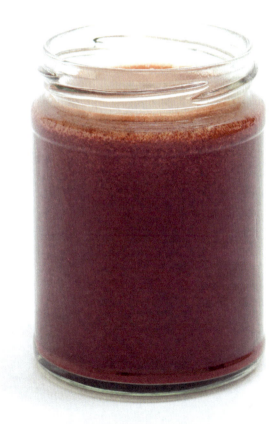

Mixez tous les ingrédients au blender avec 200 ml d'eau filtrée jusqu'à l'obtention d'un smoothie lisse. Passez la préparation au chinois en pressant bien avec une cuillère en bois ou en caoutchouc.

CITRON PURIFIANT : SMOOTHIE 2

Pour 220 ml environ

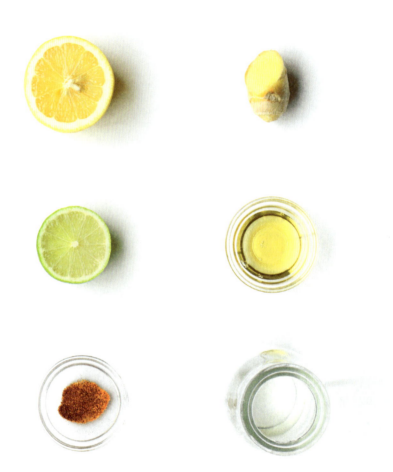

INGRÉDIENTS

le jus de ½ citron • le jus de ½ citron vert • 1 pincée de piment de Cayenne
15 g de gingembre • 1 cuillerée à café de sirop d'agave

Consommez ce jus quotidiennement pendant votre cure purifiante. Il permet de maintenir votre métabolisme en bonne santé, de booster votre immunité et apportera chaque jour de l'alcalinité à votre système. Il complétera bien les jus de légumes et de fruits.

BM *Booste le métabolisme* **SS** *Stimule le sang* **P** *Purifiant*

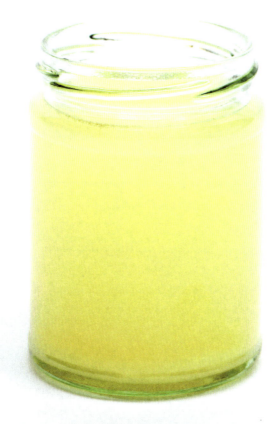

Mixez tous les ingrédients au blender avec 200 ml d'eau filtrée jusqu'à l'obtention d'un smoothie lisse. Passez la préparation dans un chinois placé au-dessus d'une carafe ou d'un petit saladier en pressant bien à l'aide d'une cuillère en bois ou d'une spatule en caoutchouc.

BAIES ÉPICÉES : SMOOTHIE 3

Pour environ 300 ml

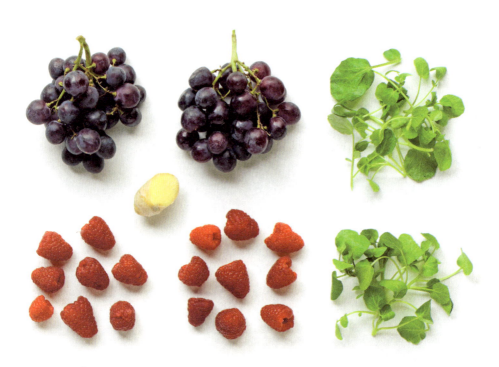

INGRÉDIENTS

2 poignées de cresson • 2 grappes de raisin noir
2 poignées de framboises (150 g environ) • 15 g de gingembre

Ce jus hautement nutritif est bourré de vitamines A, C, B, E, de bêta-carotène, d'acide folique et de calcium.

PS *Produit du sang* **MV** *Enrichi en minéraux et vitamines* **RD** *Régule la digestion*

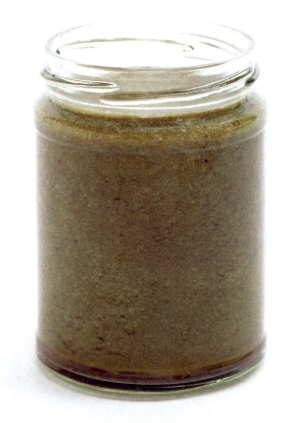

Mixez tous les ingrédients au blender avec 200 ml d'eau filtrée jusqu'à l'obtention d'un smoothie lisse. Passez la préparation au chinois en pressant bien avec une cuillère en bois ou en caoutchouc.

MENTHE ESTIVALE : SMOOTHIE 4

Pour environ 300 ml

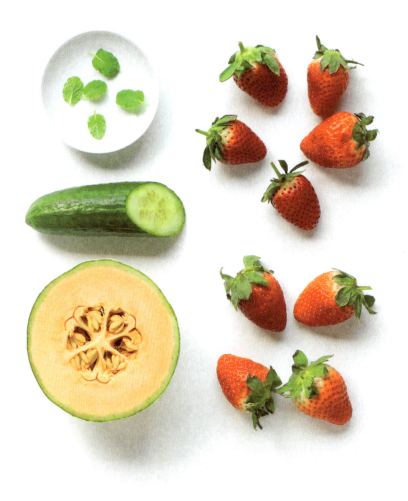

INGRÉDIENTS

¼ de concombre • ½ melon épluché et évidé
2 poignées de fraises équeutées • 5 feuilles de menthe

Un jus polyvalent très utile pour un système immunitaire en bonne santé.

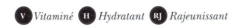 *Vitaminé* *Hydratant* *Rajeunissant*

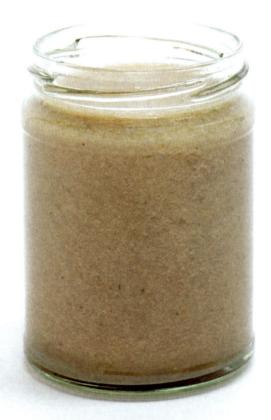

Mixez tous les ingrédients au blender avec 50 ml d'eau filtrée jusqu'à l'obtention d'un smoothie lisse. Passez la préparation au chinois en pressant bien avec une cuillère en bois ou en caoutchouc.

TEINT FRAIS : SMOOTHIE 5

Pour environ 400 ml

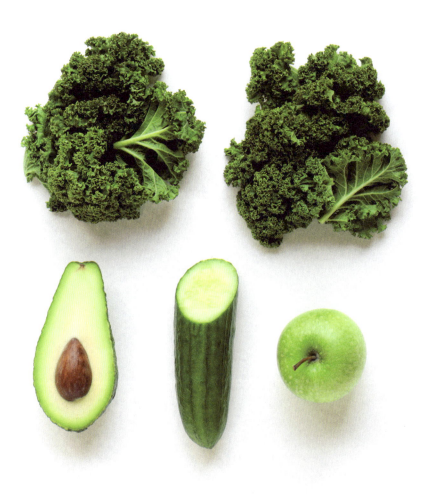

INGRÉDIENTS

1 pomme granny smith évidée • 2 poignées de chou kale
½ gros avocat épluché et dénoyauté • ¼ de concombre

Ce jus est rempli d'acides gras mono-insaturés essentiels pour avoir une peau jeune et élastique.

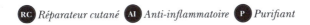 *Réparateur cutané* *Anti-inflammatoire* *Purifiant*

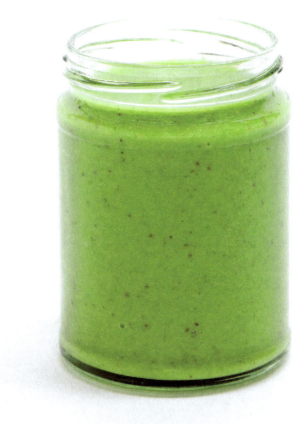

Passez tous les ingrédients au blender avec 200 ml d'eau filtrée. L'avocat risque de rendre ce smoothie assez épais. Si vous souhaitez le diluer, ajoutez un peu d'eau. Sinon, dégustez-le à la cuillère.

LAIT D'AMANDE ÉPICÉ : SMOOTHIE 6

Pour environ 300 ml

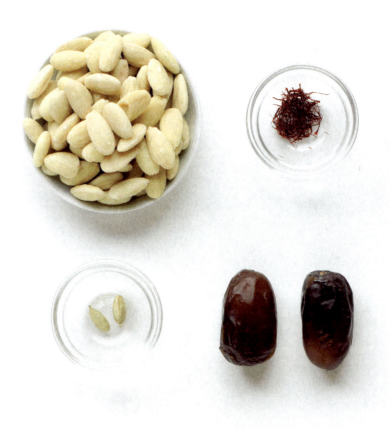

INGRÉDIENTS

75 g d'amandes • 1 pincée de safran • 2 dattes medjool dénoyautées
1 pincée de cardamome en poudre ou les graines de 2 capsules moulues

Cette boisson végétale vous mettra de bonne humeur, améliorera votre vue
et stimulera votre mémoire.

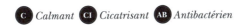 *Calmant* *Cicatrisant* *Antibactérien*

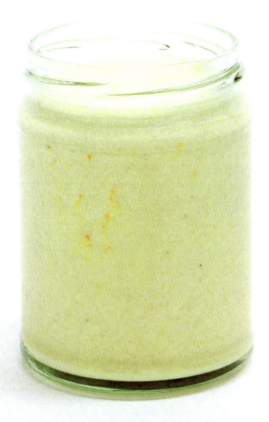

Mixez tous les ingrédients au blender avec 300 ml d'eau filtrée jusqu'à l'obtention
d'un smoothie lisse. Passez la préparation au chinois en pressant bien avec une
cuillère en bois ou en caoutchouc.

BOOSTER D'IMMUNITÉ

Un bon apport en nutriments est essentiel pendant les premières années de votre vie mais aussi plus tard, non seulement pour votre système immunitaire, mais pour la santé de vos os. Parfois, après un rhume ou une infection, il faut un peu de temps pour récupérer et se sentir bien de nouveau. Essayez cette cure purifiante pour donner un coup de fouet à votre système immunitaire et vous « retrouver ».

Les meilleurs fruits et légumes pour booster votre immunité

Baies d'açaï
Les baies d'açaï, commercialisées en général séchées, possèdent une couleur très sombre, ce qui signifie qu'elles sont riches en antioxydants. Des études ont démontré que les antioxydants aident à maintenir une bonne santé immunitaire lorsque l'on vieillit.

Pastèque
Ce fruit coloré est rafraîchissant et hydratant, mais c'est aussi un puissant antioxydant. Sa chair pulpeuse rouge contient du glutathion qui aide à combattre les infections et à renforcer le système immunitaire.

Chou
Le chou est riche en acides aminés et aurait la faculté de soulager les personnes souffrant d'inflammation. C'est aussi une excellente source de vitamine C et une bonne source de vitamine K. Celle-ci joue un rôle important pour aider le corps à lutter contre les envahisseurs et les bactéries qui, en retour, contribuent à renforcer le système immunitaire.

Combien de jours ?
Il s'agit d'une cure de 5 jours, mais si vous n'avez jamais fait de purification auparavant, commencez par 3 jours seulement.

Organisation
Achetez tous vos ingrédients 2 jours à l'avance. Faites un stock supplémentaire de citrons et de tisanes. Préparer les jus et smoothies juste avant de les consommer permet de conserver un maximum de nutriments.

Planning
Consommez 6 smoothies par jour. Le matin, commencez par un smoothie dense, très nutritif, puis faites une pause avec le smoothie 2, Citron purifiant (voir page 374), et terminez par une boisson d'oléagineux qui vous rassasiera le soir.

Programme quotidien
Répétez tous les jours de votre cure :

Smoothie 1 : 8 h
Smoothie 2 : 11 h
Smoothie 3 : 13 h
Smoothie 4 : 15 h
Smoothie 5 : 17 h
Smoothie 6 : 19 h 30

Prenez votre dernier smoothie au minimum 2 heures avant d'aller vous coucher. Buvez beaucoup d'eau : de 1,5 à 2 litres par jour.

COCO ANTIVIRUS : SMOOTHIE 1

Pour environ 300 ml

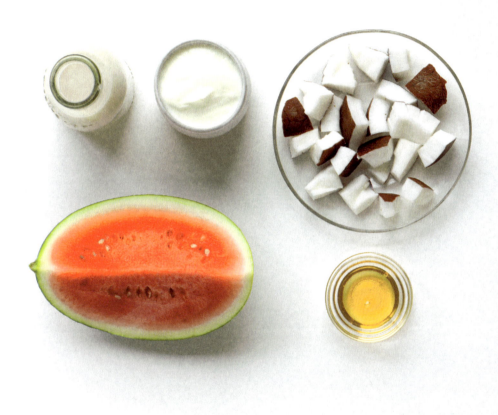

INGRÉDIENTS

100 ml de lait d'amande • ¼ d'une petite pastèque épluchée
100 g de noix de coco crue • 100 ml de yaourt nature • 1 cuillerée à café de miel

Un excellent smoothie pour tuer les bactéries nocives et les virus.

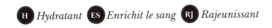 *Hydratant* **ES** *Enrichit le sang* **RJ** *Rajeunissant*

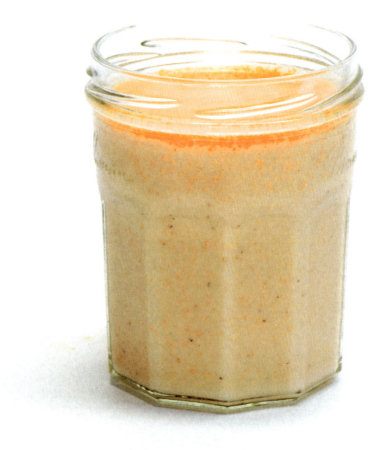

Mixez tous les ingrédients au blender jusqu'à l'obtention d'un smoothie lisse. Passez la préparation au chinois en pressant bien avec une cuillère en bois ou en caoutchouc.

373

CITRON PURIFIANT : SMOOTHIE 2

Pour 220 ml environ

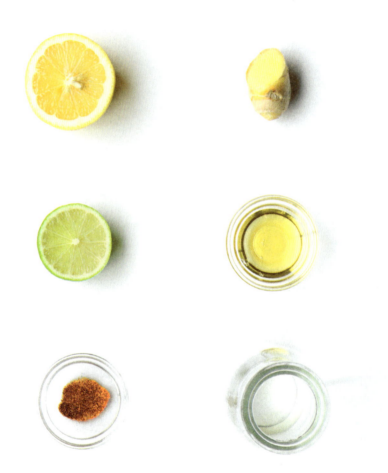

INGRÉDIENTS

le jus de ½ citron • le jus de ½ citron vert • 1 pincée de piment de Cayenne
15 g de gingembre • 1 cuillerée à café de sirop d'agave

Consommez ce jus quotidiennement pendant votre cure purifiante. Il permet de maintenir votre métabolisme en bonne santé, de booster votre immunité et apportera chaque jour de l'alcalinité à votre système. Il complétera bien les jus de légumes et de fruits.

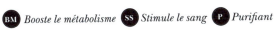 **BM** *Booste le métabolisme* **SS** *Stimule le sang* **P** *Purifiant*

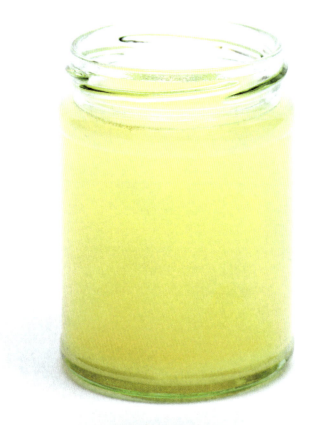

Mixez tous les ingrédients au blender avec 200 ml d'eau filtrée jusqu'à l'obtention d'un smoothie lisse. Passez la préparation dans un chinois placé au-dessus d'une carafe ou d'un petit saladier en pressant bien à l'aide d'une cuillère en bois ou d'une spatule en caoutchouc.

BAIES ANTIOXYDANTES : SMOOTHIE 3

Pour environ 300 ml

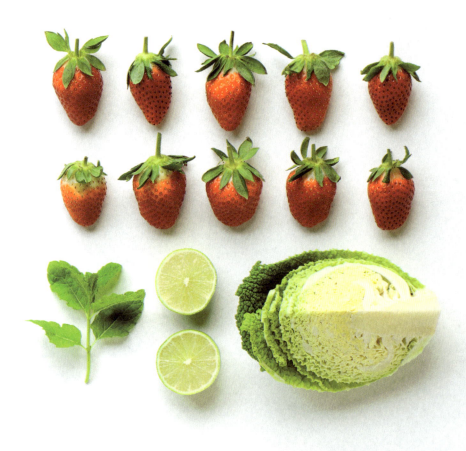

INGRÉDIENTS

10 fraises équeutées • 200 g de chou de Milan
1 citron vert épluché • quelques feuilles de menthe

Ce jus est bourré de puissants antioxydants, mais aussi de vitamines A, C, E et K.

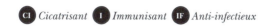 *Cicatrisant* *Immunisant* *Anti-infectieux*

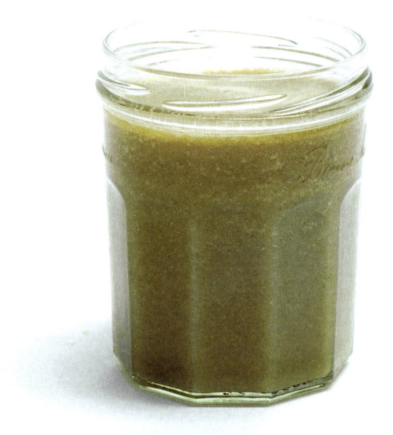

Mixez tous les ingrédients au blender avec 200 ml d'eau filtrée jusqu'à l'obtention d'un smoothie lisse. Passez la préparation au chinois en pressant bien avec une cuillère en bois ou en caoutchouc.

LÉGUMES ROUGES : SMOOTHIE 4

Pour environ 300 ml

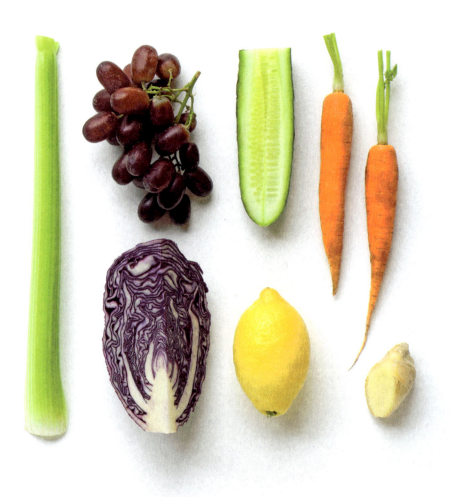

INGRÉDIENTS

¼ de concombre • 2 petites carottes • 1 branche de céleri
¼ de chou rouge (125 g environ) • 1 citron épluché • 15 g de gingembre
1 petite grappe de raisin noir

Ce jus est rempli de vitamine A qui renforce la vue.

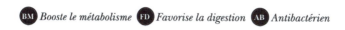 **BM** *Booste le métabolisme* **FD** *Favorise la digestion* **AB** *Antibactérien*

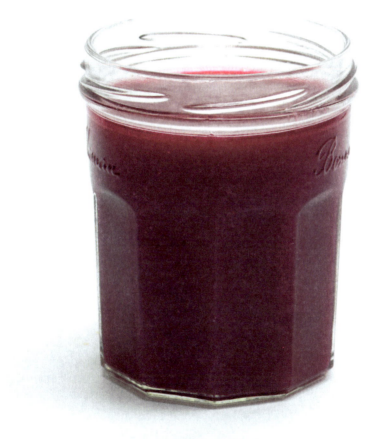

Mixez tous les ingrédients au blender avec 200 ml d'eau filtrée jusqu'à l'obtention d'un smoothie lisse. Passez la préparation au chinois en pressant bien avec une cuillère en bois ou en caoutchouc.

EAU D'AÇAÏ : SMOOTHIE 5

Pour environ 300 ml

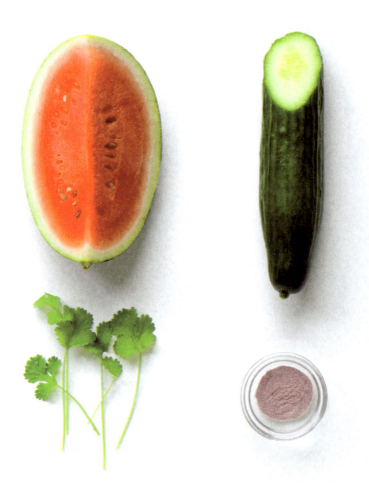

INGRÉDIENTS

¼ de pastèque épluchée • ½ concombre • quelques brins de coriandre
1 cuillerée à café de poudre d'açaï

Riche en acides gras essentiels, ce jus favorise les conditions d'une bonne santé.

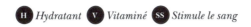 *Hydratant* *Vitaminé* *Stimule le sang*

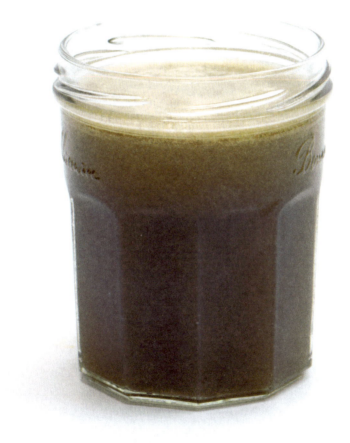

Mixez tous les ingrédients au blender avec 100 ml d'eau filtrée jusqu'à l'obtention d'un smoothie lisse. Passez la préparation au chinois en pressant bien avec une cuillère en bois ou en caoutchouc.

CACAO & NOIX : SMOOTHIE 6

Pour environ 300 ml

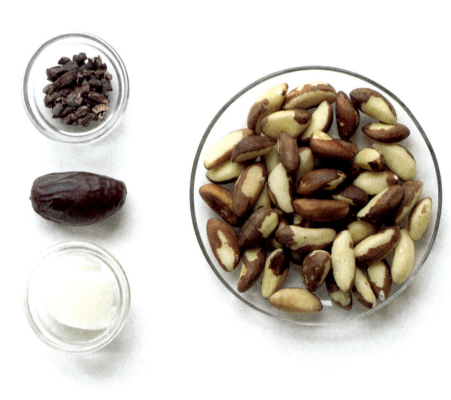

INGRÉDIENTS

75 g de noix du Brésil • 1 cuillerée à soupe d'huile de coco
1 datte medjool dénoyautée • 1 cuillerée à café de pépites de cacao cru

Ce smoothie est riche en magnésium qui aide à détendre les muscles, améliore le péristaltisme des intestins et décontracte le système cardiaque et cardiovasculaire.

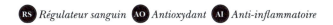 **RS** *Régulateur sanguin* **AO** *Antioxydant* **AI** *Anti-inflammatoire*

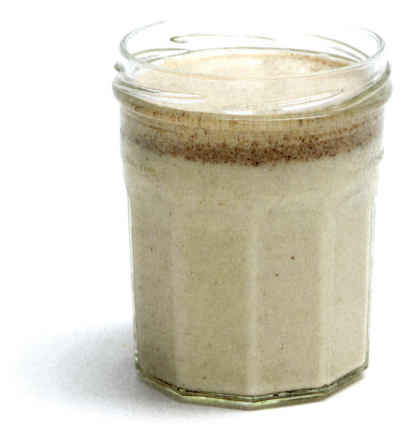

Mixez tous les ingrédients au blender avec 300 ml d'eau filtrée jusqu'à l'obtention d'un smoothie lisse. Passez la préparation au chinois en pressant bien avec une cuillère en bois ou en caoutchouc.

PURIFICATION PERTE DE POIDS

Si vous avez l'impression d'avoir trop mangé et de ne pas avoir fait autant d'exercice que vous l'auriez dû, essayez cette purification pour relancer la machine et perdre quelques kilos. La consommation excessive d'aliments gras et l'augmentation de la glycémie peuvent entraîner des fringales, une irritabilité et des sautes d'humeur. Si vous avez envie de vous sentir rassasié avec moins de calories, essayez les astuces suivantes : faites du sport régulièrement, pour retrouver votre bonne humeur, restez hydraté en buvant 6 à 8 verres d'eau par jour, introduisez un jus en guise d'en-cas dans votre alimentation quotidienne.

Les meilleurs fruits et légumes
coupe-faim

Avocat
L'avocat est l'aliment idéal pour réguler votre glycémie.
Vous pouvez le transformer en jus ou en smoothies.
Il est assez calorique mais bourré de « bonnes » graisses
dans lesquelles le corps puisera pendant toute la journée.

Raisin
Grâce aux substances phytochimiques qu'il contient, le raisin
est un excellent coupe-faim. Très riche en vitamine C, il stimule
le métabolisme, ce qui contribue à brûler les graisses.

Brocoli
Faible en calorie et en sucre, ce légume est un atout
majeur dans tous les jus. Le brocoli contient des composés
qui aident à diriger rapidement le sucre à l'intérieur
des parois cellulaires. C'est aussi un bon coupe-faim.

Combien de jours ?
Il s'agit d'une cure de 5 jours,
mais si vous n'avez jamais fait
de purification auparavant,
commencez par 3 jours seulement.

Organisation
Achetez tous vos ingrédients 2
jours à l'avance. Faites un stock
supplémentaire de citrons et
de tisanes. Préparer les jus et
smoothies juste avant de les
consommer permet de conserver
un maximum de nutriments.

Planning
Consommez 6 smoothies par
jour. Le matin, commencez par
un smoothie dense, très nutritif,
puis faites une pause avec le
smoothie 2, Citron purifiant
(voir page 388), et terminez
par une boisson d'oléagineux
qui vous rassasiera le soir.

Programme quotidien
Répétez tous les jours de votre cure :

Smoothie 1 : 8 h
Smoothie 2 : 11 h
Smoothie 3 : 13 h
Smoothie 4 : 15 h
Smoothie 5 : 17 h
Smoothie 6 : 19 h 30

Prenez votre dernier smoothie
au minimum 2 heures avant
d'aller vous coucher. Buvez de
l'eau toute la journée et si vous
avez envie de thé, prenez plutôt
une tisane ou un thé vert.

PAMPLEMOUSSE BOOST : SMOOTHIE 1

Pour environ 300 ml

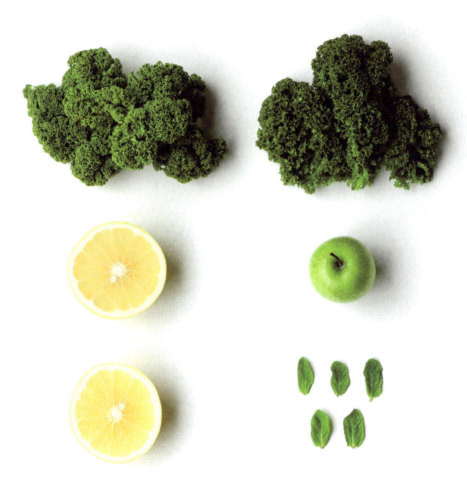

INGRÉDIENTS

1 pamplemousse blanc, épluché • 1 pomme granny smith évidée
2 poignées de chou kale • 5 feuilles de menthe

Véritable explosion de vitamine C, ce jus contribue à la bonne santé du système immunitaire.

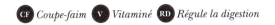 *Coupe-faim* **V** *Vitaminé* **RD** *Régule la digestion*

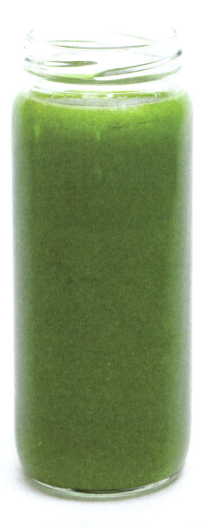

Mixez tous les ingrédients au blender avec 100 ml d'eau filtrée jusqu'à l'obtention d'un smoothie lisse. Passez la préparation au chinois en pressant bien avec une cuillère en bois ou en caoutchouc.

CITRON PURIFIANT : SMOOTHIE 2

Pour 220 ml environ

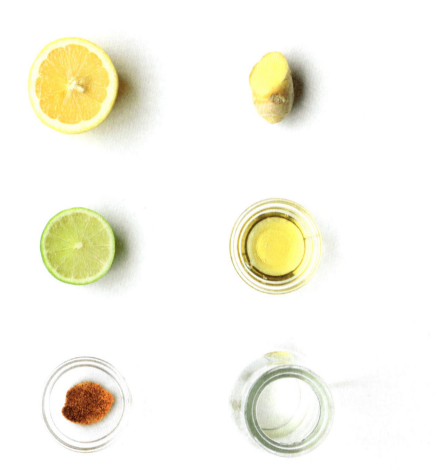

INGRÉDIENTS

le jus de ½ citron • le jus de ½ citron vert • 1 pincée de piment de Cayenne
15 g de gingembre • 1 cuillerée à café de sirop d'agave

Consommez ce jus quotidiennement pendant votre cure purifiante. Il permet de maintenir votre métabolisme en bonne santé, de booster votre immunité et apportera chaque jour de l'alcalinité à votre système. Il complétera bien les jus de légumes et de fruits.

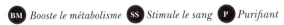 *BM* Booste le métabolisme *SS* Stimule le sang *P* Purifiant

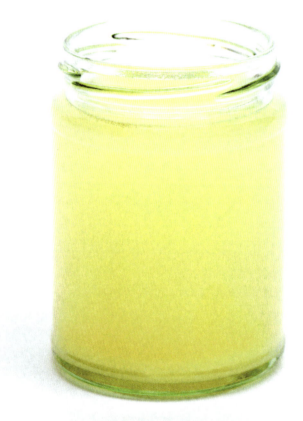

Mixez tous les ingrédients au blender avec 200 ml d'eau filtrée jusqu'à l'obtention d'un smoothie lisse. Passez la préparation dans un chinois placé au-dessus d'une carafe ou d'un petit saladier en pressant bien à l'aide d'une cuillère en bois ou d'une spatule en caoutchouc.

FESTIN D'AVOCAT : SMOOTHIE 3

Pour environ 500 ml, 250 ml par jour

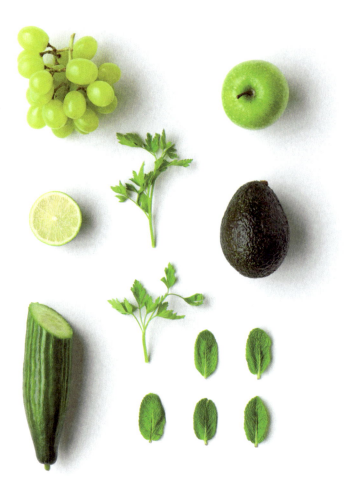

INGRÉDIENTS
1 avocat dénoyauté et épluché • le jus d'½ citron vert • 2 brins de persil
1 pomme granny smith évidée • 5 feuilles de menthe
½ concombre • 1 petite grappe de raisin blanc, épépiné

Ce délicieux smoothie est riche en vitamines K, C, B et E.

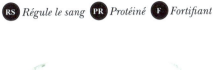

RS *Régule le sang* **PR** *Protéiné* **F** *Fortifiant*

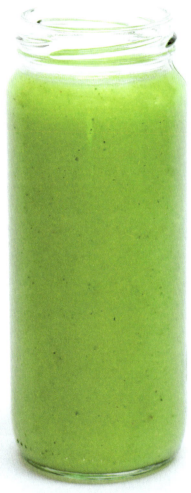

Cette recette est prévue pour 2 jours. Passez tous les ingrédients au blender avec 300 ml d'eau filtrée.

BROCOLI & PASTÈQUE : SMOOTHIE 4

Pour environ 300 ml

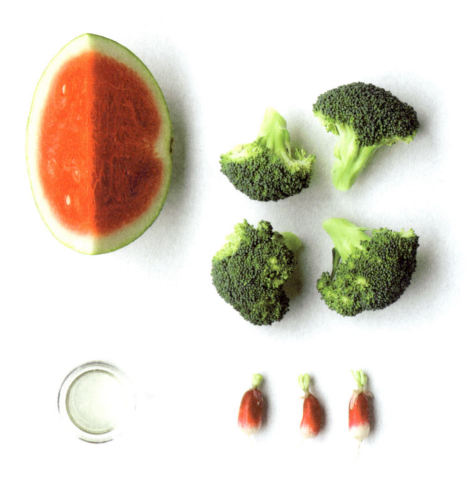

INGRÉDIENTS

4 fleurettes de brocoli • 250 g de pastèque épluchée • 3 radis
100 ml d'eau de coco

Ce jus regorge de vitamines et vous aidera à renforcer votre système cardiovasculaire.

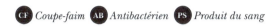 *Coupe-faim* **AB** *Antibactérien* **PS** *Produit du sang*

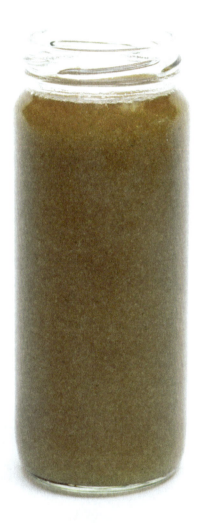

Mixez tous les ingrédients au blender jusqu'à l'obtention d'un smoothie lisse. Passez la préparation au chinois en pressant bien avec une cuillère en bois ou en caoutchouc.

JUS POUR LE CERVEAU : SMOOTHIE 5

Pour environ 400 ml

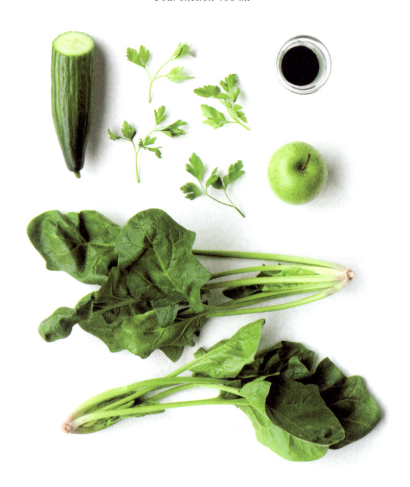

INGRÉDIENTS

1 cuillerée à café de spiruline en poudre • 2 poignées de feuilles d'épinard
1 pomme granny smith évidée • ½ concombre • 4 brins de persil

Ce jus hautement nutritif est particulièrement bénéfique pour le cerveau.

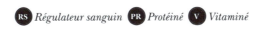 **RS** *Régulateur sanguin* **PR** *Protéiné* **V** *Vitaminé*

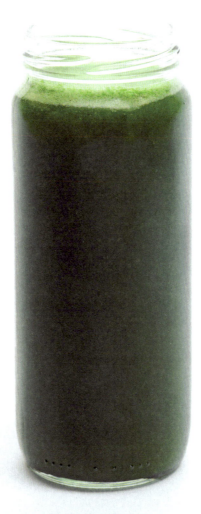

Mixez tous les ingrédients au blender avec 100 ml d'eau filtrée jusqu'à l'obtention d'un smoothie lisse. Passez la préparation au chinois en pressant bien avec une cuillère en bois ou en caoutchouc.

LAIT CAJOU & CANNELLE : SMOOTHIE 6

Pour environ 320 ml

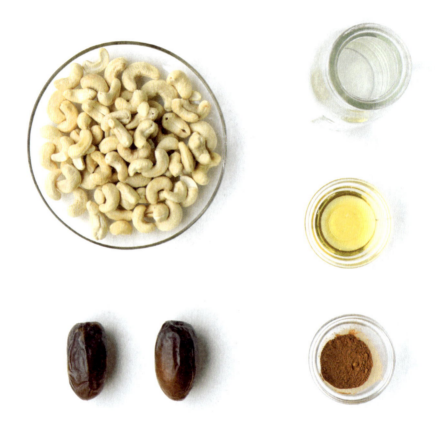

INGRÉDIENTS

100 g de noix de cajou • 1 cuillerée à café de cannelle en poudre
2 dattes medjool dénoyautées • 1 cuillerée à café de sirop d'agave

Ce jus aide à contrôler la glycémie. C'est aussi un très bon anti-inflammatoire.

RS *Régulateur sanguin* **C** *Calmant* **CI** *Cicatrisant*

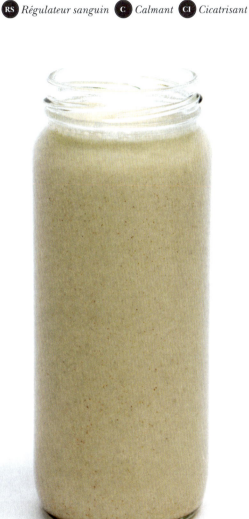

Mixez tous les ingrédients au blender avec 300 ml d'eau filtrée jusqu'à l'obtention d'un smoothie lisse. Passez la préparation au chinois en pressant bien avec une cuillère en bois ou en caoutchouc.

PURIFICATION DE JANVIER

Après avoir brûlé la chandelle par les deux bouts et vous être fait plaisir avec une quantité de mets délicieux, vous avez peut-être la sensation que votre corps a besoin d'un peu d'attention et de douceur. Après les fêtes, on se sent souvent plus fatigués, avec un visage gonflé et un tour de taille légèrement épanoui. Si c'est votre cas, cette cure est faite pour vous. C'est une excellente manière de commencer l'année et de remettre les compteurs à zéro. Votre corps va faire le plein d'énergie et sera prêt à attaquer l'année sur les chapeaux de roues.

Les meilleurs fruits et légumes pour être en bonne santé

Betterave

Ce légume est génial pour faire des jus car c'est un édulcorant naturel. Riche en acide folique, en potassium, en magnésium, en fer ainsi qu'en vitamines A, B6 et C, la betterave augmente naturellement votre résistance.

Myrtille

Ce petit fruit originaire d'Amérique du Nord est un véritable atout nutritionnel. Riche en vitamines K et C, la myrtille va booster votre système immunitaire.

Graines de chia

Ces graines noires (que l'on peut aussi acheter sous forme d'huile) sont originaires du Mexique et du Guatemala. Elles sont riches en nutriments et bourrées d'antioxydants, de protéines et d'oméga-3. On trouve de l'huile de graines de chia sur Internet.

Combien de jours ?

Il s'agit d'une cure de 5 jours, mais si vous n'avez jamais fait de purification, commencez par 3 jours seulement.

Organisation

Achetez tous vos ingrédients 2 jours à l'avance. Faites un stock supplémentaire de citrons et de tisanes. Préparer les jus et smoothies juste avant de les consommer permet de conserver un maximum de nutriments.

Planning

Consommez 6 smoothies par jour. Le matin, commencez par un smoothie dense, très nutritif, puis faites une pause avec le smoothie 2, Citron purifiant (voir page 402), et terminez par une boisson d'oléagineux qui vous rassasiera le soir.

Programme quotidien

Répétez tous les jours de votre cure :

Smoothie 1 : 8 h
Smoothie 2 : 11 h
Smoothie 3 : 13 h
Smoothie 4 : 15 h
Smoothie 5 : 17 h
Smoothie 6 : 19 h 30

Prenez votre dernier smoothie au minimum 2 heures avant d'aller vous coucher. Buvez beaucoup d'eau : de 1,5 à 2 litres par jour.

RÉVEIL MYRTILLE : SMOOTHIE 1

Pour environ 350 ml

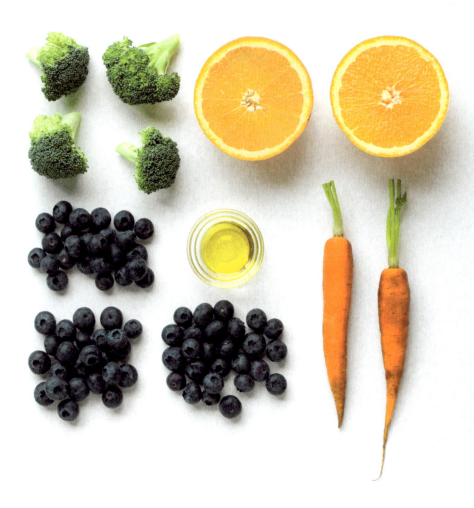

INGRÉDIENTS

3 poignées de myrtilles • 1 orange épluchée • 2 petites carottes
4 fleurettes de brocoli • 1 cuillerée à soupe d'huile de lin

Ce jus est rempli d'acides gras oméga-3 qui aident à réduire les inflammations.

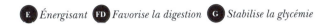 *Énergisant* **FD** *Favorise la digestion* **G** *Stabilise la glycémie*

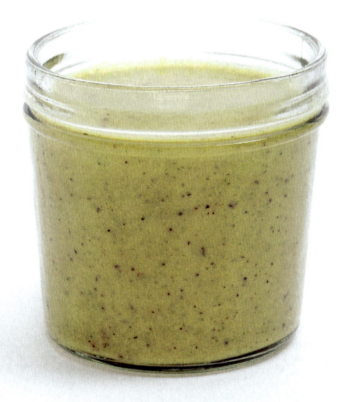

Mixez tous les ingrédients au blender avec 150 ml d'eau filtrée jusqu'à l'obtention d'un smoothie lisse. Passez la préparation au chinois en pressant bien avec une cuillère en bois ou en caoutchouc.

CITRON PURIFIANT : SMOOTHIE 2

Pour 220 ml environ

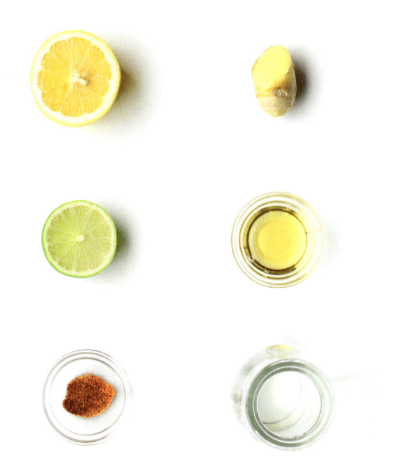

INGRÉDIENTS

le jus de ½ citron • le jus de ½ citron vert • 1 pincée de piment de Cayenne
15 g de gingembre • 1 cuillerée à café de sirop d'agave

Consommez ce jus quotidiennement pendant votre cure purifiante. Il permet de maintenir votre métabolisme en bonne santé, de booster votre immunité et apportera chaque jour de l'alcalinité à votre système. Il complétera bien les jus de légumes et de fruits.

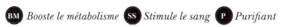 **BM** *Booste le métabolisme* **SS** *Stimule le sang* **P** *Purifiant*

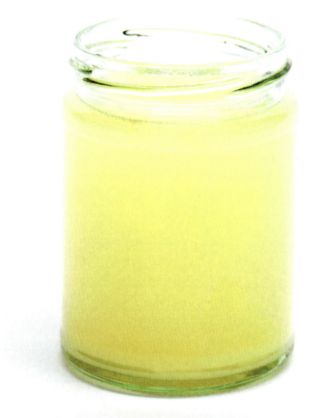

Mixez tous les ingrédients au blender avec 200 ml d'eau filtrée jusqu'à l'obtention d'un smoothie lisse. Passez la préparation dans un chinois placé au-dessus d'une carafe ou d'un petit saladier en pressant bien à l'aide d'une cuillère en bois ou d'une spatule en caoutchouc.

ÉPINARD BOOST : SMOOTHIE 3

Pour environ 250 ml

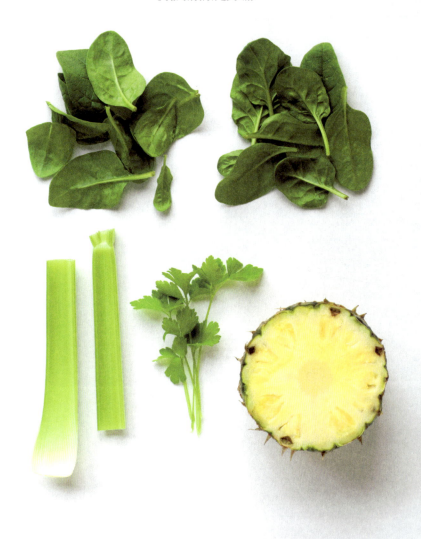

INGRÉDIENTS

1 branche de céleri • 2 poignées de jeunes pousses d'épinard
quelques brins de persil • ⅓ d'ananas épluché et coupé en morceaux

Bourré d'antioxydants, ce jus vous donnera un vrai coup de fouet global.

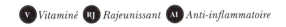 *Vitaminé* *Rajeunissant* *Anti-inflammatoire*

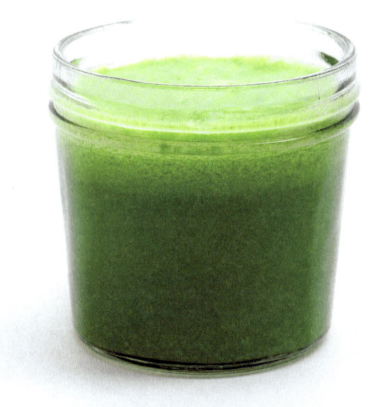

Mixez tous les ingrédients au blender avec 100 ml d'eau filtrée jusqu'à l'obtention d'un smoothie lisse. Passez la préparation au chinois en pressant bien avec une cuillère en bois ou en caoutchouc.

BETTERAVE ÉNERGISANTE : SMOOTHIE 4

Pour environ 250 ml

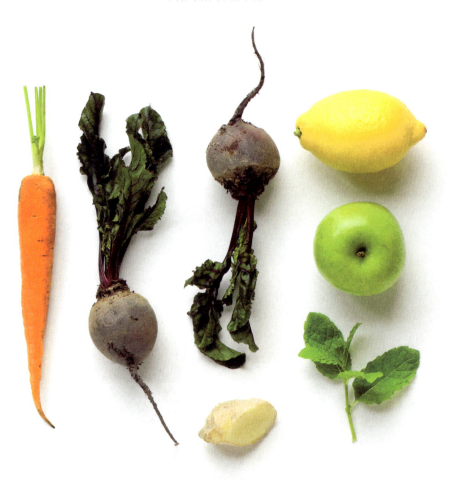

INGRÉDIENTS

1 pomme granny smith évidée • 1 carotte • 2 petites betteraves
quelques feuilles de menthe • 1 citron épluché • 15 g de gingembre

Excellent purificateur pour le foie, ce jus aide aussi à éliminer les toxines dans le sang.

M *Enrichi en minéraux*   **F** *Fortifiant*   **ES** *Enrichit le sang*

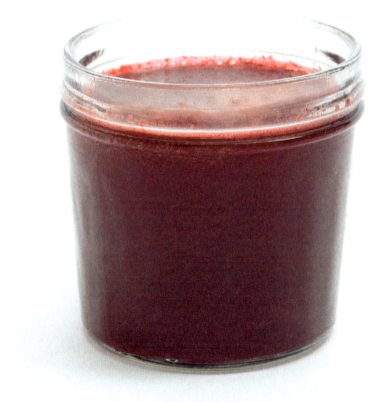

Mixez tous les ingrédients au blender avec 150 ml d'eau filtrée jusqu'à l'obtention d'un smoothie lisse. Passez la préparation au chinois en pressant bien avec une cuillère en bois ou en caoutchouc.

BLUE MOON : SMOOTHIE 5

Pour environ 350 ml

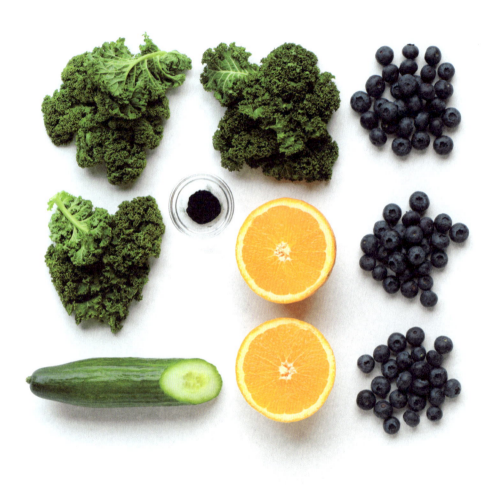

INGRÉDIENTS

3 poignées de myrtilles • 1 orange épluchée • 3 poignées de chou kale
½ concombre • 1 cuillerée à café de spiruline en poudre

Riche en antioxydants, ce smoothie tonifie le cœur.

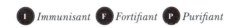 *Immunisant* *Fortifiant* *Purifiant*

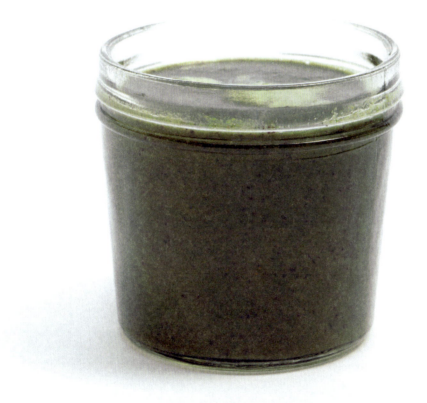

Mixez tous les ingrédients au blender avec 150 ml d'eau filtrée jusqu'à l'obtention d'un smoothie lisse. Passez la préparation au chinois en pressant bien avec une cuillère en bois ou en caoutchouc.

VANILLAMANDE : SMOOTHIE 6

Pour environ 300 ml

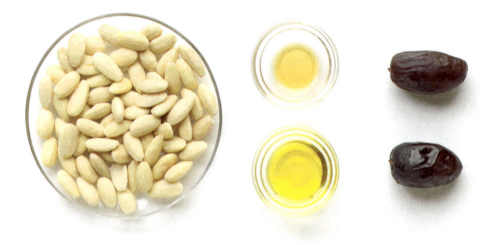

INGRÉDIENTS

100 g d'amandes • 2 dattes medjool dénoyautées
2 gouttes d'extrait de vanille • 1 cuillerée à soupe d'huile de lin

Une boisson végétale nourrissante qui contribue à réguler la glycémie.

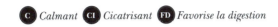 *Calmant* **CI** *Cicatrisant* **FD** *Favorise la digestion*

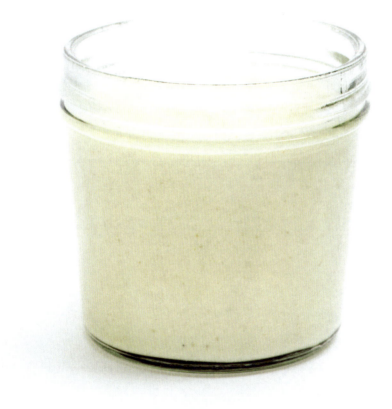

Mixez tous les ingrédients au blender avec 300 ml d'eau filtrée jusqu'à l'obtention d'un smoothie lisse. Passez la préparation au chinois en pressant bien avec une cuillère en bois ou en caoutchouc.

INDEX

© 2018 Hachette Livre (Marabout)
58, rue Jean-Bleuzen,
92178 VANVES CEDEX

Recettes : Fern Green
Photographies : Deirdre Rooney, Beatriz da Costa pages : 24-25, 28-35, 38-43, 46-47,
50-55, 60-79, 96-115
Mise en pages : Graph'M
Relecture : Élisabeth Gautier

7599109/01
ISBN : 978-2-501-12940-4
Dépôt légal : septembre 2018
Achevé d'imprimer en août 2018
chez Cayfosa en Espagne